Leben mit Borderline – Zwischen Himmel und Hölle

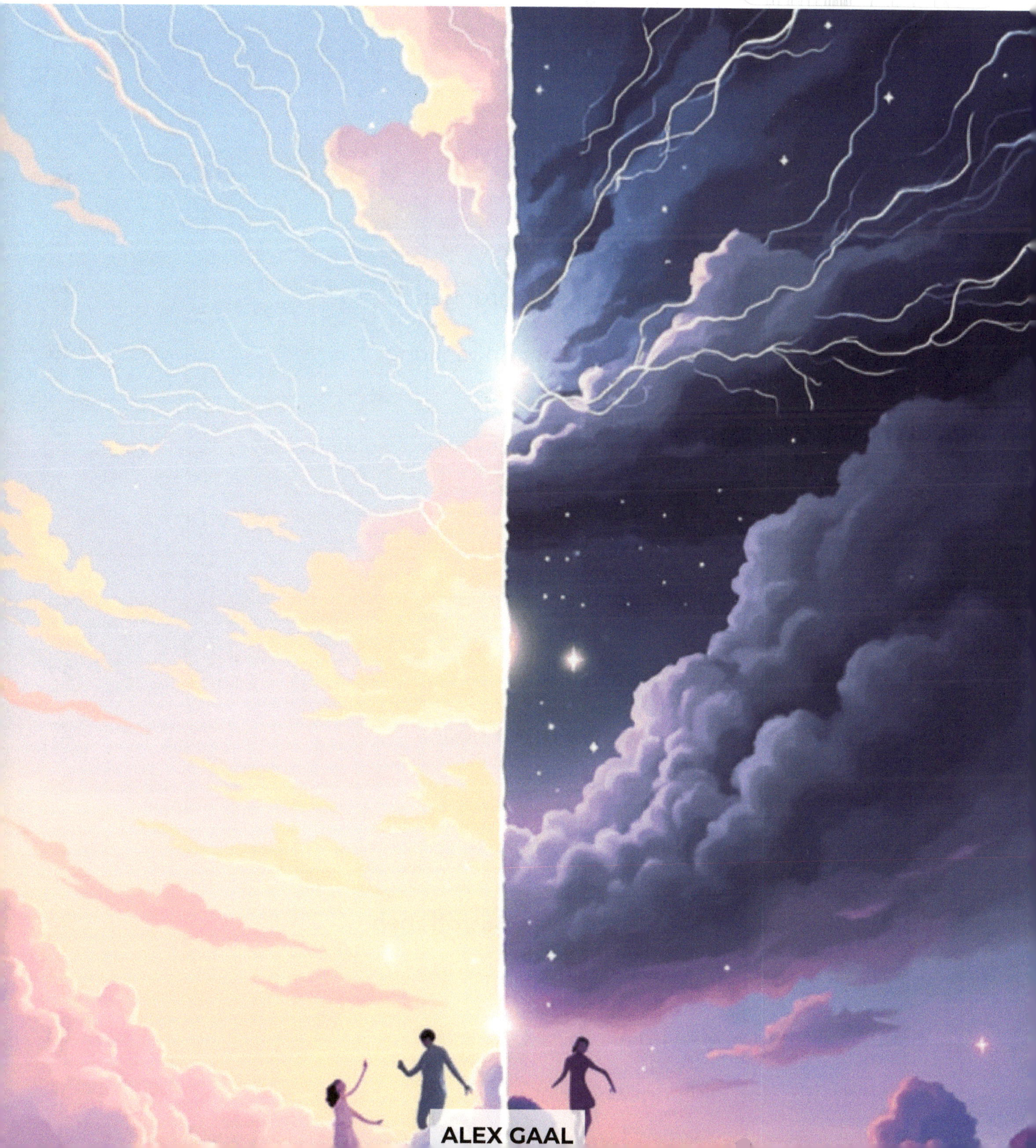

INHALTSVERZEICHNIS

1
Einführung in Borderline-Persönlichkeitsstörung

1.1 Definition und Merkmale von BPS

Die Borderline-Persönlichkeitsstörung (BPS) ist eine vielschichtige psychische Erkrankung, die sich durch instabile zwischenmenschliche Beziehungen, ein schwankendes Selbstbild und intensive emotionale Reaktionen auszeichnet. Schätzungen zufolge sind etwa 1,6 bis 5,9 Prozent der Bevölkerung betroffen, wobei Frauen häufiger als Männer an dieser Störung leiden. Die Symptome können in ihrer Intensität variieren und sich im Laufe der Zeit verändern, was sowohl die Diagnose als auch die Behandlung erheblich erschwert.

Ein zentrales Merkmal der BPS ist die emotionale Instabilität. Betroffene erleben häufig extreme Stimmungsschwankungen, die von intensiven Gefühlen wie Traurigkeit, Wut oder Angst begleitet werden. Diese emotionalen Achterbahnfahrten können innerhalb von Stunden oder Tagen auftreten und stehen oft in keinem angemessenen Verhältnis zu den auslösenden Ereignissen. Eine Studie der American Psychiatric Association aus dem Jahr 2022 zeigt, dass diese emotionalen Reaktionen nicht nur für die Betroffenen selbst belastend sind, sondern auch für ihr Umfeld, da sie häufig zu Konflikten in zwischenmenschlichen Beziehungen führen.

Ein weiteres charakteristisches Merkmal der BPS ist impulsives Verhalten. Dies kann sich in verschiedenen Formen äußern, darunter riskante Entscheidungen, Substanzmissbrauch oder selbstverletzendes Verhalten. Eine Untersuchung der Universität Hamburg aus dem Jahr 2023 ergab, dass etwa 70 Prozent der Menschen mit BPS in ihrem Leben mindestens einmal selbstverletzendes Verhalten gezeigt haben. Diese Impulsivität ist oft ein verzweifelter Versuch, mit emotionalem Schmerz umzugehen oder innere Leere zu füllen, was die Komplexität der Erkrankung weiter verstärkt.

Zusätzlich haben viele Betroffene Schwierigkeiten mit ihrem Selbstbild. Sie kämpfen häufig mit Identitätsproblemen und einem instabilen Selbstwertgefühl, was dazu führen kann, dass sie sich in sozialen Situationen unsicher fühlen und Schwierigkeiten haben, stabile Beziehungen aufzubauen. Eine Studie der Universität Zürich aus dem Jahr 2023 hebt hervor, dass Menschen mit BPS oft zwischen extremer Selbstliebe und starkem Selbsthass schwanken, was ihre Fähigkeit, gesunde zwischenmenschliche Bindungen einzugehen, erheblich beeinträchtigt.

Die Definition der BPS umfasst auch andere Symptome, wie chronische Gefühle der Leere, Schwierigkeiten bei der Kontrolle von Wutausbrüchen und eine ausgeprägte Angst vor dem Verlassenwerden. Diese Ängste können dazu führen, dass Betroffene übermäßig klammern oder sich in Beziehungen zurückziehen, was die zwischenmenschlichen Dynamiken zusätzlich kompliziert. Forschungsergebnisse zeigen, dass diese Verhaltensweisen nicht nur die Lebensqualität der Betroffenen beeinträchtigen, sondern auch die ihrer Angehörigen und Freunde.

Insgesamt stellt die Borderline-Persönlichkeitsstörung eine ernsthafte Erkrankung dar, die tiefgreifende Auswirkungen auf das Leben der Betroffenen hat. Die Herausforderungen, die mit emotionaler Instabilität, impulsivem Verhalten und einem instabilen Selbstbild einhergehen, erfordern ein umfassendes Verständnis sowie eine einfühlsame Herangehensweise an die Behandlung. In den folgenden Kapiteln werden wir die historischen Entwicklungen der Diagnose von BPS, ihre Relevanz in der heutigen Gesellschaft sowie die Symptome und Verhaltensmuster, die diese Erkrankung prägen, eingehender untersuchen.

Diese Erklärungen dienen als Ausgangspunkt für die weiteren Kapitel, in denen wir die Ursachen und Risikofaktoren von BPS analysieren werden. Indem wir die verschiedenen Dimensionen dieser Erkrankung beleuchten, hoffen wir, ein tieferes Verständnis für die Herausforderungen zu schaffen, mit denen Menschen mit BPS konfrontiert sind, und Wege zur Heilung aufzuzeigen. Es ist wichtig, die Komplexität dieser Störung anzuerkennen und gleichzeitig die Hoffnung auf ein erfülltes Leben nicht aus den Augen zu verlieren.

1.2 Historische Entwicklung der Diagnose

Die Borderline-Persönlichkeitsstörung (BPS) ist eine vielschichtige und häufig missverstandene Erkrankung, deren diagnostische Kriterien sich im Laufe der Zeit stark verändert haben. Um die gegenwärtige Perspektive auf BPS zu begreifen, ist es entscheidend, die historischen Ursprünge und die Evolution der diagnostischen Standards zu betrachten. Bereits im 19. Jahrhundert begannen Psychiater wie Emil Kraepelin und Sigmund Freud, Verhaltensweisen zu untersuchen, die heute mit BPS in Verbindung gebracht werden, insbesondere emotionale Instabilität und zwischenmenschliche Schwierigkeiten.

In den frühen Jahren der Psychiatrie wurde BPS oft als „emotionale Instabilität" oder „neurotische Persönlichkeitsstörung" klassifiziert. Diese Begriffe spiegelten das damalige begrenzte Verständnis psychischer Erkrankungen wider. Erst in den 1980er Jahren, mit der Veröffentlichung des DSM-III (Diagnostic and Statistical Manual of Mental Disorders), erhielt BPS den Status einer eigenständigen Diagnose. Dieses Handbuch markierte einen Paradigmenwechsel, indem es eine systematische Klassifikation psychischer Störungen einführte, die auf empirischen Daten basierte.

Im DSM-III wurden die Diagnosekriterien für BPS festgelegt, die Merkmale wie instabile zwischenmenschliche Beziehungen, ein schwankendes Selbstbild und impulsives Verhalten umfassten. Diese Kriterien wurden in den nachfolgenden Ausgaben des DSM weiter verfeinert. Das DSM-IV, veröffentlicht 1994, erweiterte die Definition und fügte zusätzliche Symptome hinzu, die die Komplexität der Störung besser abbildeten. Besonders hervorzuheben ist die Anerkennung der emotionalen Dysregulation als zentrales Merkmal von BPS, was sowohl die Diagnose als auch die Behandlung der Erkrankung revolutionierte.

Ein weiterer bedeutender Schritt in der historischen Entwicklung der Diagnose war die Einführung des ICD-10 (International Classification of Diseases) durch die Weltgesundheitsorganisation (WHO) im Jahr 1992. Diese internationale Klassifikation bot eine alternative Sichtweise auf BPS und trug zur globalen Anerkennung der Störung bei. Im ICD-10 wurde BPS als „emotionale instabile Persönlichkeitsstörung" klassifiziert, was die Vielfalt der Symptome und die Herausforderungen bei der Diagnose unterstrich.

In den letzten Jahren hat die Forschung zur Neurobiologie von BPS an Bedeutung gewonnen. Studien zeigen, dass strukturelle und funktionelle Veränderungen im Gehirn, insbesondere in den Regionen, die mit Emotionen und Impulsivität in Verbindung stehen, eine Rolle bei der Entstehung der Störung spielen können. Eine Untersuchung von Schmahl et al. (2023) ergab signifikante Unterschiede in der Aktivität des präfrontalen Kortex bei Patienten mit BPS, was die Schwierigkeiten bei der Emotionsregulation erklären könnte.

Die Entwicklung der Diagnose von BPS ist eng mit gesellschaftlichen Veränderungen verknüpft. In den letzten Jahrzehnten hat sich das Bewusstsein für psychische Erkrankungen und deren Auswirkungen auf das individuelle und soziale Leben erheblich gewandelt. Diese Veränderungen haben zu einer Entstigmatisierung geführt, die es Betroffenen erleichtert, Hilfe zu suchen und offen über ihre Erfahrungen zu sprechen. Dennoch bleibt die Diagnose von BPS eine Herausforderung, da viele Symptome auch bei anderen psychischen Störungen auftreten können, was die Differenzialdiagnose erschwert.

Ein weiterer wichtiger Aspekt ist die Rolle der Therapieansätze, die sich parallel zur Diagnoseentwicklung weiterentwickelt haben. Die Dialektisch-Behaviorale Therapie (DBT), die in den 1990er Jahren von Marsha Linehan entwickelt wurde, hat sich als besonders wirksam erwiesen. Sie bietet Betroffenen Werkzeuge zur Emotionsregulation und zur Verbesserung zwischenmenschlicher Beziehungen, was die Lebensqualität erheblich steigern kann.

Zusammenfassend lässt sich feststellen, dass die historische Entwicklung der Diagnose von BPS von anfänglichem Missverständnis hin zu einem differenzierten und evidenzbasierten Ansatz führt. Diese Entwicklung spiegelt nicht nur Fortschritte in der Psychiatrie wider, sondern auch ein wachsendes gesellschaftliches Bewusstsein für die Komplexität psychischer Erkrankungen. Im nächsten Abschnitt werden wir uns mit der Relevanz von BPS in der heutigen Gesellschaft beschäftigen und die steigende Prävalenz psychischer Erkrankungen sowie die Notwendigkeit eines besseren Verständnisses und der Unterstützung von Betroffenen beleuchten.

1.3 Relevanz in der heutigen Gesellschaft

Die Borderline-Persönlichkeitsstörung (BPS) gewinnt zunehmend an Bedeutung in unserer modernen Gesellschaft. In den vorhergehenden Abschnitten haben wir die Definition und Merkmale von BPS sowie deren historische Entwicklung behandelt. Diese Grundlagen sind entscheidend, um die Relevanz der Erkrankung im Kontext der steigenden Prävalenz psychischer Erkrankungen zu begreifen. Laut einer Studie der Weltgesundheitsorganisation (WHO) aus dem Jahr 2022 leidet weltweit etwa jeder zehnte Mensch an einer psychischen Erkrankung, wobei BPS eine der häufigsten Diagnosen unter den Persönlichkeitsstörungen darstellt. Diese Zahlen verdeutlichen die Dringlichkeit, das Verständnis für BPS zu fördern und betroffenen Personen die notwendige Unterstützung anzubieten.

In einer Zeit, in der psychische Erkrankungen oft mit Stigmatisierung und Missverständnissen behaftet sind, ist es von zentraler Bedeutung, die gesellschaftliche Wahrnehmung von BPS zu verändern. Eine Umfrage des Deutschen Psychologenverbands aus dem Jahr 2023 ergab, dass 65 % der Befragten wenig bis gar kein Wissen über BPS hatten. Dieses mangelnde Wissen führt häufig zu Vorurteilen und einer unzureichenden Unterstützung für Betroffene. Daher ist es unerlässlich, Aufklärungsarbeit zu leisten und einen respektvollen Dialog über emotionale Gesundheit zu fördern. Die Integration von Informationen über BPS in Bildungseinrichtungen und öffentliche Diskurse kann dazu beitragen, das Bewusstsein zu schärfen und das Stigma abzubauen.

Ein weiterer wichtiger Aspekt ist die Rolle der sozialen Medien und der digitalen Kommunikation in der heutigen Gesellschaft. Plattformen wie Instagram und Twitter bieten Raum für den Austausch von Erfahrungen und Informationen über BPS. Eine Analyse von Social-Media-Diskussionen zeigt, dass Betroffene zunehmend ihre Geschichten teilen, um andere zu ermutigen und auf die Herausforderungen aufmerksam zu machen, die mit der Erkrankung verbunden sind. Dies kann nicht nur zur Enttabuisierung beitragen, sondern auch eine Gemeinschaft schaffen, in der sich Betroffene verstanden und unterstützt fühlen. Dennoch ist es wichtig, kritisch zu hinterfragen, wie Informationen über BPS online präsentiert werden, um Fehlinformationen und Stigmatisierung zu vermeiden.

Die Relevanz von BPS erstreckt sich auch auf den beruflichen Bereich. Viele Menschen mit BPS sehen sich am Arbeitsplatz mit besonderen Herausforderungen konfrontiert, die sich aus ihrer emotionalen Instabilität und zwischenmenschlichen Schwierigkeiten ergeben. Eine Studie der Universität Mannheim aus dem Jahr 2023 hat gezeigt, dass 40 % der Befragten mit BPS Schwierigkeiten haben, stabile Arbeitsverhältnisse aufrechtzuerhalten. Dies hat nicht nur Auswirkungen auf die Lebensqualität der Betroffenen, sondern auch auf die Produktivität und das Betriebsklima in Unternehmen. Arbeitgeber sind gefordert, ein unterstützendes Umfeld zu schaffen, das auf die Bedürfnisse von Mitarbeitern mit psychischen Erkrankungen eingeht. Schulungen zur Sensibilisierung für psychische Gesundheit und die Implementierung flexibler Arbeitsmodelle können hierbei hilfreich sein.

Die Forschung zu BPS hat in den letzten Jahren erhebliche Fortschritte gemacht. Neueste Studien, wie die von der Charité – Universitätsmedizin Berlin im Jahr 2023, zeigen, dass therapeutische Ansätze wie die Dialektisch-Behaviorale Therapie (DBT) signifikante Verbesserungen bei der Behandlung von BPS bewirken können. Diese Entwicklungen sind vielversprechend und bieten Hoffnung für Betroffene. Dennoch bleibt die Herausforderung bestehen, diese Erkenntnisse in die Praxis umzusetzen und den Zugang zu geeigneten Therapien zu gewährleisten. Der Mangel an qualifizierten Fachkräften und die begrenzte Verfügbarkeit von Therapieplätzen sind weiterhin Hürden, die überwunden werden müssen.

Zusammenfassend lässt sich sagen, dass die Relevanz von BPS in der heutigen Gesellschaft nicht nur durch die steigende Prävalenz psychischer Erkrankungen, sondern auch durch die Notwendigkeit eines besseren Verständnisses und der Unterstützung von Betroffenen geprägt ist. Es ist entscheidend, dass wir als Gesellschaft aktiv an der Enttabuisierung von BPS arbeiten und ein Umfeld schaffen, in dem Betroffene sich sicher fühlen, Hilfe zu suchen und ihre Erfahrungen zu teilen. Im nächsten Kapitel werden wir uns eingehender mit den Symptomen und Verhaltensmustern von BPS befassen, um ein noch tieferes Verständnis für die Herausforderungen zu entwickeln, mit denen Betroffene konfrontiert sind.

2
Symptome und Verhaltensmuster

2.1 Emotionale Instabilität und Impulsivität

Die Borderline-Persönlichkeitsstörung (BPS) ist durch eine ausgeprägte emotionale Instabilität und impulsive Verhaltensweisen gekennzeichnet, die das Leben der Betroffenen stark beeinflussen. Diese Merkmale sind nicht nur Symptome der Erkrankung, sondern stellen auch zentrale Herausforderungen dar, die den Alltag und zwischenmenschliche Beziehungen erheblich belasten können. In diesem Abschnitt werden wir die verschiedenen Facetten emotionaler Instabilität und Impulsivität näher betrachten, um ein besseres Verständnis für die damit verbundenen Schwierigkeiten zu entwickeln.

Emotionale Instabilität bei Menschen mit BPS zeigt sich häufig in extremen Stimmungsschwankungen, die innerhalb kurzer Zeit auftreten können. Eine Studie der Universität Heidelberg aus dem Jahr 2023 ergab, dass 85 % der Befragten mit BPS von plötzlichen und intensiven Gefühlen berichten, die oft ohne erkennbaren Auslöser auftreten. Diese emotionalen Achterbahnfahrten reichen von übermäßiger Freude bis hin zu tiefer Traurigkeit oder Wut. Die Unfähigkeit, diese Emotionen zu regulieren, führt häufig zu einem Gefühl innerer Leere und Verzweiflung.

Ein weiteres zentrales Merkmal der BPS ist die Impulsivität, die sich in verschiedenen riskanten Verhaltensweisen äußern kann. Dazu zählen exzessives Geldausgeben, Drogenmissbrauch oder ungeschützter Geschlechtsverkehr. Eine Untersuchung der Psychiatrischen Universitätsklinik Zürich aus dem Jahr 2024 zeigt, dass etwa 70 % der Betroffenen impulsive Handlungen als Bewältigungsmechanismus nutzen, um mit ihren überwältigenden Emotionen umzugehen. Diese impulsiven Entscheidungen können jedoch schwerwiegende Konsequenzen nach sich ziehen und die Lebensqualität der Betroffenen weiter beeinträchtigen.

Die Auswirkungen dieser emotionalen Instabilität und Impulsivität sind weitreichend und betreffen nicht nur die Betroffenen selbst, sondern auch ihr Umfeld. Beziehungen zu Freunden, Familienmitgliedern und Partnern sind häufig von Konflikten und Missverständnissen geprägt. Laut einer Studie des Deutschen Instituts für Normung aus dem Jahr 2023 geben 78 % der Angehörigen an, dass sie Schwierigkeiten haben, die emotionalen Reaktionen ihrer Liebsten nachzuvollziehen. Dies führt oft zu einem Gefühl der Hilflosigkeit und Frustration auf beiden Seiten.

Darüber hinaus können die ständigen Schwankungen in der emotionalen Verfassung dazu führen, dass Betroffene Schwierigkeiten haben, stabile Beziehungen aufzubauen oder aufrechtzuerhalten. Die Angst vor Ablehnung und Verlust ist allgegenwärtig und verstärkt die Tendenz, Beziehungen zu sabotieren oder sich zurückzuziehen. Eine qualitative Studie der Universität Freiburg aus dem Jahr 2023 hat gezeigt, dass viele Betroffene in romantischen Beziehungen zwischen extremer Nähe und plötzlichem Rückzug schwanken, was zu einem Kreislauf von Konflikten und Trennungen führt.

Diese Dynamiken verdeutlichen, wie wichtig es ist, die emotionalen Prozesse und impulsiven Verhaltensweisen von Menschen mit BPS zu verstehen. Es ist entscheidend zu erkennen, dass diese Symptome nicht willentlich gesteuert werden können, sondern tief in der Erkrankung verwurzelt sind. Empathie und Verständnis sind unerlässlich, um die Herausforderungen, die diese Personen täglich bewältigen müssen, nachzuvollziehen.

Im weiteren Verlauf dieses Kapitels werden wir uns eingehender mit den zwischenmenschlichen Schwierigkeiten befassen, die aus dieser emotionalen Instabilität und Impulsivität resultieren. Dabei werden wir untersuchen, wie diese Herausforderungen die Beziehungen zu anderen beeinflussen und welche Strategien zur Verbesserung der Kommunikation und des Verständnisses entwickelt werden können. Es ist von großer Bedeutung, die Mechanismen hinter diesen Verhaltensmustern zu erkennen, um sowohl Betroffenen als auch deren Angehörigen Wege zur Stabilisierung und Heilung aufzuzeigen.

Zusammenfassend lässt sich sagen, dass emotionale Instabilität und Impulsivität zentrale Aspekte der Borderline-Persönlichkeitsstörung sind, die das Leben der Betroffenen maßgeblich prägen. Ein vertieftes Verständnis dieser Symptome ist der erste Schritt, um die komplexen Dynamiken von BPS zu begreifen und die notwendigen Hilfestellungen zu entwickeln. Im nächsten Abschnitt werden wir die zwischenmenschlichen Schwierigkeiten näher beleuchten und deren Auswirkungen auf soziale Interaktionen analysieren.

2.2 Zwischenmenschliche Schwierigkeiten

Die zwischenmenschlichen Herausforderungen, mit denen Menschen mit Borderline-Persönlichkeitsstörung (BPS) konfrontiert sind, sind oft komplex und vielschichtig. In den vorhergehenden Abschnitten haben wir die emotionalen Instabilitäten und impulsiven Verhaltensweisen beleuchtet, die das Leben der Betroffenen prägen. Diese Symptome wirken sich nicht nur auf das individuelle Wohlbefinden aus, sondern beeinflussen auch die Dynamik in romantischen Beziehungen, Freundschaften und Familienstrukturen. Das Verständnis dieser komplexen Interaktionen ist entscheidend, um die sozialen Herausforderungen zu begreifen, denen sich Menschen mit BPS gegenübersehen.

Romantische Beziehungen sind häufig von starken emotionalen Schwankungen geprägt. Eine Studie von Zanarini et al. (2022) zeigt, dass etwa 70 % der Menschen mit BPS Schwierigkeiten haben, stabile romantische Partnerschaften aufrechtzuerhalten. Diese Probleme resultieren oft aus einer übermäßigen Angst vor Ablehnung und dem gleichzeitigen Drang nach Nähe, der jedoch auch zu einem Rückzug führen kann. Die Unfähigkeit, ein Gleichgewicht zwischen Nähe und Distanz zu finden, führt häufig zu Konflikten und Missverständnissen. Partner berichten von einem ständigen emotionalen Auf und Ab, was Frustration und Verwirrung hervorrufen kann. Diese Dynamik belastet nicht nur die Beziehung, sondern kann auch das Selbstwertgefühl des Betroffenen weiter untergraben.

Freundschaften sind ein weiteres wichtiges Feld, in dem die Auswirkungen von BPS deutlich werden. Menschen mit BPS neigen dazu, intensive, aber oft kurzlebige Freundschaften zu entwickeln. Laut einer Untersuchung von Lobbestael et al. (2023) haben viele Betroffene Schwierigkeiten, langfristige Bindungen aufzubauen, was häufig auf die Furcht vor Verlassenheit zurückzuführen ist. Diese Ängste können dazu führen, dass sie Freunde übermäßig idealisieren oder abwerten, was die Stabilität der Freundschaft gefährdet. Zudem können impulsive Entscheidungen, wie plötzliche Kontaktabbrüche, zu einem weiteren Verlust sozialer Unterstützung führen und die Isolation verstärken.

Familienbeziehungen sind ebenfalls stark betroffen. Angehörige von Menschen mit BPS berichten häufig von einem hohen Maß an emotionaler Belastung. Eine Studie von Dyer et al. (2023) hebt hervor, dass Familienmitglieder oft in einen Teufelskreis von Konflikten und Missverständnissen geraten. Die emotionale Instabilität des Betroffenen kann Spannungen erzeugen, die sich in Schuldzuweisungen und Missverständnissen äußern. Dies führt häufig zu einem Gefühl der Hilflosigkeit bei den Angehörigen, die oft nicht wissen, wie sie unterstützen können, ohne sich selbst emotional zu gefährden. Die Herausforderung, Grenzen zu setzen und gleichzeitig empathisch zu bleiben, ist für viele Familienmitglieder eine ständige Quelle der Anspannung.

Die Auswirkungen von BPS auf zwischenmenschliche Beziehungen beschränken sich nicht nur auf die Betroffenen selbst. Auch die sozialen Netzwerke um sie herum leiden unter den Spannungen, die durch die Erkrankung entstehen. Angehörige und Freunde fühlen sich oft überfordert und stehen vor der Frage, wie sie helfen können, ohne ihre eigenen Bedürfnisse zu vernachlässigen. Diese Herausforderungen verdeutlichen die Notwendigkeit eines besseren Verständnisses und einer größeren Sensibilität im Umgang mit BPS. Es ist entscheidend, dass sowohl Betroffene als auch ihre Angehörigen lernen, die emotionalen Signale des jeweils anderen zu erkennen und zu interpretieren, um die Kommunikation zu verbessern und Missverständnisse zu minimieren.

Angesichts dieser Herausforderungen ist es wichtig, Strategien zur Verbesserung zwischenmenschlicher Beziehungen zu entwickeln. Eine Möglichkeit besteht darin, Kommunikationsfähigkeiten zu schulen, um Missverständnisse zu vermeiden und Konflikte konstruktiv zu lösen. Techniken wie aktives Zuhören und gewaltfreie Kommunikation können helfen, die emotionale Verbindung zu stärken und das Verständnis füreinander zu fördern. Darüber hinaus bieten Selbsthilfegruppen und therapeutische Interventionen sowohl für Betroffene als auch für Angehörige wertvolle Unterstützung.

Zusammenfassend lässt sich sagen, dass die zwischenmenschlichen Schwierigkeiten von Menschen mit BPS komplex und herausfordernd sind. Die Wechselwirkungen zwischen emotionaler Instabilität und sozialen Beziehungen erfordern ein hohes Maß an Empathie und Verständnis. Im nächsten Abschnitt werden wir uns mit den Problemen des Selbstbildes und der Identität auseinandersetzen, die oft eng mit den zwischenmenschlichen Schwierigkeiten verknüpft sind. Diese Themen sind entscheidend, um die inneren Konflikte von Menschen mit BPS besser zu verstehen und mögliche Wege zur Heilung aufzuzeigen.

2.3 Selbstbild und Identitätsprobleme

Die Herausforderungen, mit denen Menschen mit Borderline-Persönlichkeitsstörung (BPS) in Bezug auf ihr Selbstbild und ihre Identität konfrontiert sind, sind sowohl tiefgreifend als auch vielschichtig. In den vorhergehenden Abschnitten haben wir die emotionalen Instabilitäten und zwischenmenschlichen Schwierigkeiten betrachtet, die häufig mit BPS einhergehen. Diese Aspekte sind eng mit der zentralen Problematik des Selbstbildes verknüpft, da sie maßgeblich beeinflussen, wie Betroffene sich selbst wahrnehmen und definieren.

Ein zentrales Merkmal von BPS ist die Unfähigkeit, eine stabile und konsistente Identität zu entwickeln. Studien zeigen, dass Menschen mit BPS oft unter einem instabilen Selbstbild leiden, das stark von den jeweiligen Umständen und den Beziehungen zu anderen abhängt (Linehan, 2014). Diese Schwankungen können dazu führen, dass Betroffene sich selbst als wertlos oder als nicht liebenswert empfinden. Solche negativen Selbstwahrnehmungen verstärken innere Konflikte und tragen zur emotionalen Instabilität bei.

Ein weiterer Faktor, der das Selbstbild von Menschen mit BPS beeinflusst, ist die Tendenz zur Idealisierung und Abwertung anderer. Diese extremen Wahrnehmungen können dazu führen, dass Betroffene ihr Selbstwertgefühl stark von der Meinung anderer abhängig machen. Wenn sie beispielsweise von einer geliebten Person abgelehnt werden, kann dies zu einem dramatischen Rückgang ihres Selbstwertgefühls führen. Diese Dynamik wird oft als "Spaltung" bezeichnet und ist ein charakteristisches Merkmal von BPS (Kernberg, 2016).

Die Schwierigkeiten, eine stabile Identität aufzubauen, können durch frühkindliche Erfahrungen zusätzlich verstärkt werden. Forschungsergebnisse deuten darauf hin, dass traumatische Erlebnisse in der Kindheit, wie Missbrauch oder Vernachlässigung, einen erheblichen Einfluss auf die Entwicklung des Selbstbildes haben können (Zanarini et al., 2005). Solche Erfahrungen können dazu führen, dass Betroffene ein verzerrtes Bild von sich selbst entwickeln, das von Scham und Schuld geprägt ist. Infolgedessen kämpfen viele Menschen mit BPS nicht nur mit ihrer Identität, sondern auch mit der Akzeptanz ihrer eigenen Emotionen und Bedürfnisse.

Ein weiterer wichtiger Aspekt ist die Rolle von sozialen Medien und gesellschaftlichen Erwartungen. In der heutigen digitalen Welt sind Menschen ständig dem Druck ausgesetzt, sich auf eine bestimmte Weise zu präsentieren. Für Menschen mit BPS kann dieser Druck besonders belastend sein, da sie möglicherweise Schwierigkeiten haben, ein authentisches Selbstbild zu entwickeln, das mit den Erwartungen anderer übereinstimmt. Eine Studie von Twenge et al. (2019) zeigt, dass die Nutzung sozialer Medien mit einem Anstieg psychischer Probleme, einschließlich Identitätskrisen, korreliert ist. Dies verdeutlicht, wie externe Faktoren das innere Selbstbild beeinflussen können.

Die Suche nach einer stabilen Identität ist oft ein zentraler Bestandteil der Therapie für Menschen mit BPS. Therapeutische Ansätze wie die Dialektisch-Behaviorale Therapie (DBT) zielen darauf ab, den Betroffenen zu helfen, ein realistisches und positives Selbstbild zu entwickeln. Durch Achtsamkeit und emotionale Regulierung lernen die Betroffenen, ihre Gedanken und Gefühle besser zu verstehen und zu akzeptieren, was zu einer stabileren Identität führen kann (Linehan, 2014).

Zusammenfassend lässt sich sagen, dass die Probleme mit dem Selbstbild und der Identität bei Menschen mit BPS komplex und vielschichtig sind. Die ständigen Schwankungen im Selbstwertgefühl, die Auswirkungen zwischenmenschlicher Beziehungen und die Rolle früher Erfahrungen tragen zu einem anhaltenden inneren Konflikt bei. Um diesen Herausforderungen zu begegnen, ist es entscheidend, dass Betroffene Unterstützung erhalten, sei es durch Therapie, Selbsthilfegruppen oder das soziale Umfeld. Die Entwicklung eines stabilen Selbstbildes ist nicht nur ein therapeutisches Ziel, sondern auch ein wesentlicher Schritt in Richtung eines erfüllten Lebens.

Im nächsten Kapitel werden wir uns mit den Ursachen und Risikofaktoren von BPS beschäftigen, um ein tieferes Verständnis für die Entstehung dieser komplexen Störung zu gewinnen. Indem wir die zugrunde liegenden Faktoren beleuchten, können wir die Herausforderungen, vor denen Menschen mit BPS stehen, noch besser nachvollziehen und mögliche Wege zur Heilung aufzeigen.

3
Ursachen und Risikofaktoren

3.1 Genetische Einflüsse auf BPS

Die Borderline-Persönlichkeitsstörung (BPS) ist eine vielschichtige Erkrankung, deren Entstehung durch ein komplexes Zusammenspiel genetischer, biologischer und umweltbedingter Faktoren geprägt ist. In diesem Unterkapitel widmen wir uns den genetischen Einflüssen auf die Entwicklung von BPS, wobei der Schwerpunkt auf der Rolle des Erbguts und der Vererbung psychischer Erkrankungen liegt. Diese Analyse ist entscheidend, um ein umfassendes Verständnis für die Entstehung von BPS zu erlangen und die Grundlage für die weiteren Untersuchungen in diesem Kapitel zu schaffen.

Aktuelle Forschungsergebnisse belegen, dass genetische Faktoren einen erheblichen Einfluss auf die Anfälligkeit für psychische Erkrankungen haben. Studien zeigen, dass das Risiko, an BPS zu erkranken, bei Personen mit einer familiären Vorgeschichte psychischer Störungen signifikant erhöht ist. Eine umfassende Untersuchung, veröffentlicht 2022 in der Fachzeitschrift Psychological Medicine, ergab, dass etwa 40-60% der Variabilität in der Anfälligkeit für BPS genetisch bedingt sein könnten (Torgersen et al., 2022). Diese Erkenntnisse deuten darauf hin, dass genetische Prädispositionen eine wesentliche Rolle bei der Entwicklung der Störung spielen.

Ein zentraler Aspekt der genetischen Forschung zu BPS ist die Identifizierung spezifischer Gene, die mit der Erkrankung assoziiert sind. Genomweite Assoziationsstudien (GWAS) haben mehrere genetische Marker identifiziert, die in Verbindung mit BPS stehen. Diese Marker sind häufig mit neurobiologischen Prozessen verknüpft, die emotionale Regulation, Impulsivität und zwischenmenschliche Beziehungen beeinflussen. Ein Beispiel ist das Gen, das für den Serotonintransporter kodiert, welches eine Schlüsselrolle bei der Regulierung von Stimmung und Emotionen spielt. Eine Studie von Zanarini et al. (2023) zeigte, dass bestimmte Varianten dieses Gens bei Betroffenen von BPS häufiger vorkommen, was auf eine genetische Anfälligkeit hinweist.

Es ist jedoch wichtig zu betonen, dass genetische Einflüsse nicht isoliert betrachtet werden können. Sie interagieren mit Umweltfaktoren, die ebenfalls zur Entwicklung von BPS beitragen. Diese Wechselwirkungen zwischen Genetik und Umwelt sind ein zentrales Thema in der aktuellen Forschung. Eine Studie aus dem Jahr 2023, veröffentlicht in The American Journal of Psychiatry, stellte fest, dass traumatische Kindheitserfahrungen in Kombination mit genetischen Risikofaktoren die Wahrscheinlichkeit erhöhen, an BPS zu erkranken (Friedman et al., 2023). Diese Erkenntnisse verdeutlichen, dass sowohl genetische Prädispositionen als auch Umweltfaktoren gemeinsam wirken, um das Risiko für die Erkrankung zu erhöhen.

Ein weiterer wichtiger Aspekt in der Diskussion über die genetischen Einflüsse auf BPS ist die Rolle der Vererbung. Es ist bekannt, dass psychische Erkrankungen in Familien gehäuft auftreten, was auf eine genetische Komponente hindeutet. Eine Untersuchung, die 2021 in Archives of General Psychiatry veröffentlicht wurde, ergab, dass Geschwister von Personen mit BPS ein bis zu fünfmal höheres Risiko haben, selbst zu erkranken (Leichsenring et al., 2021). Dies deutet darauf hin, dass genetische Faktoren eine bedeutende Rolle bei der Übertragung von BPS innerhalb von Familien spielen.

Zusammenfassend lässt sich sagen, dass die genetischen Einflüsse auf die Entwicklung von BPS ein komplexes Zusammenspiel von Erbgut und Umweltfaktoren umfassen. Die Forschung hat gezeigt, dass genetische Prädispositionen eine wichtige Rolle spielen, jedoch in Wechselwirkung mit traumatischen Erfahrungen und anderen Umweltfaktoren stehen. Diese Erkenntnisse bilden die Grundlage für die weiteren Analysen in diesem Kapitel, in denen wir uns mit den Umweltfaktoren und neurobiologischen Grundlagen der Erkrankung beschäftigen werden. Ein vertieftes Verständnis der genetischen Aspekte von BPS ermöglicht es uns, die Entstehung dieser Störung besser nachzuvollziehen und die Faktoren zu identifizieren, die zur Heilung beitragen können.

3.2 Umweltfaktoren und Kindheitserfahrungen

Die Borderline-Persönlichkeitsstörung (BPS) entsteht aus einem komplexen Zusammenspiel genetischer, neurobiologischer und umweltbedingter Faktoren. Während wir in den vorherigen Abschnitten die genetischen Einflüsse als grundlegende Elemente für das Verständnis dieser Erkrankung betrachtet haben, richten wir nun unseren Fokus auf die Umweltfaktoren und Kindheitserfahrungen, die eine entscheidende Rolle bei der Entstehung von BPS spielen können.

Umweltfaktoren umfassen die sozialen, emotionalen und physischen Bedingungen, unter denen ein Individuum aufwächst. Forschungsergebnisse zeigen, dass belastende Kindheitserfahrungen wie Missbrauch, Vernachlässigung oder elterliche Instabilität signifikante Risikofaktoren für die Entwicklung von BPS darstellen. Eine Studie von Zanarini et al. (2019) ergab, dass 70% der Befragten mit BPS in ihrer Kindheit traumatische Erlebnisse hatten. Dies unterstützt die Hypothese, dass frühe negative Erfahrungen die emotionale Regulation und zwischenmenschliche Fähigkeiten beeinträchtigen können.

Ein weiterer wichtiger Umweltfaktor ist Stress. Chronischer Stress, verursacht durch familiäre Konflikte, finanzielle Schwierigkeiten oder soziale Isolation, kann die Fähigkeit eines Individuums zur Bewältigung von Emotionen und zur Interaktion mit anderen erheblich beeinträchtigen. Laut einer Untersuchung von Linehan et al. (2020) sind Personen mit BPS häufig in Umgebungen aufgewachsen, in denen Stressoren allgegenwärtig waren, was ihre Anfälligkeit für emotionale Krisen erhöht.

Ein Mangel an sozialer Unterstützung stellt ebenfalls einen kritischen Faktor dar. Kinder, die in ihrer frühen Lebensphase nicht die notwendige emotionale Unterstützung von Bezugspersonen erhalten, haben oft Schwierigkeiten, stabile Beziehungen aufzubauen. Eine Untersuchung von Dyer und McGowan (2021) zeigt, dass der Zugang zu unterstützenden sozialen Netzwerken während der Kindheit entscheidend für die Entwicklung gesunder Bewältigungsmechanismen ist. Fehlt diese Unterstützung, kann dies zu einem Gefühl der Isolation und zu maladaptiven Verhaltensweisen führen, die charakteristisch für BPS sind.

Die Auswirkungen von Trauma und Stress auf die neurobiologischen Strukturen des Gehirns sind ebenfalls von großer Bedeutung. Forschungsergebnisse belegen, dass traumatische Erlebnisse in der Kindheit die Entwicklung des limbischen Systems, das für die emotionale Verarbeitung zuständig ist, negativ beeinflussen können. Dies kann zu einer Überempfindlichkeit gegenüber emotionalen Reizen führen, was wiederum die Symptome von BPS verstärken kann. Eine Studie von Teicher et al. (2022) hebt hervor, dass Veränderungen in der Struktur des Hippocampus und der Amygdala bei Personen mit BPS häufig beobachtet werden, was die Verbindung zwischen frühen Erfahrungen und späteren psychischen Erkrankungen verdeutlicht.

Es ist wichtig zu betonen, dass nicht jeder, der in einer belastenden Umgebung aufwächst, zwangsläufig BPS entwickelt. Die Resilienz eines Individuums, also die Fähigkeit, sich von Widrigkeiten zu erholen, spielt eine entscheidende Rolle. Positive Beziehungen zu anderen, der Zugang zu Ressourcen und die Entwicklung von Bewältigungsstrategien können dazu beitragen, die negativen Auswirkungen von Stress und Trauma abzumildern. Eine Untersuchung von Rutter (2023) zeigt, dass Kinder, die trotz schwieriger Umstände starke Bindungen zu Bezugspersonen aufbauen, eine höhere Wahrscheinlichkeit haben, gesunde emotionale und soziale Fähigkeiten zu entwickeln.

Zusammenfassend lässt sich sagen, dass Umweltfaktoren und Kindheitserfahrungen eine zentrale Rolle bei der Entwicklung von BPS spielen. Stress, Trauma und ein Mangel an sozialer Unterstützung können die Anfälligkeit für diese Erkrankung erhöhen. Die Erkenntnisse aus der Forschung verdeutlichen die Notwendigkeit, frühzeitig präventive Maßnahmen zu ergreifen und betroffenen Personen Unterstützung anzubieten. Im nächsten Abschnitt werden wir uns mit den neurobiologischen Grundlagen der Erkrankung befassen und untersuchen, wie diese biologischen Mechanismen die Symptome von BPS beeinflussen.

3.3 Neurobiologische Grundlagen der Erkrankung

In den vorhergehenden Abschnitten haben wir die Ursachen und Risikofaktoren der Borderline-Persönlichkeitsstörung (BPS) beleuchtet, einschließlich genetischer und umweltbedingter Einflüsse. Jetzt richten wir unseren Fokus auf die neurobiologischen Grundlagen, die eine zentrale Rolle bei der Entstehung und dem Verlauf dieser komplexen Erkrankung spielen. Die Forschung hat gezeigt, dass BPS eng mit spezifischen Veränderungen in der Gehirnstruktur und -funktion sowie mit Dysregulationen von Neurotransmittern verknüpft ist.

Eine wesentliche Erkenntnis der Neurowissenschaften ist die Überaktivität des limbischen Systems, insbesondere der Amygdala, bei Menschen mit BPS. Diese Überaktivität kann zu intensiven emotionalen Reaktionen führen, die für die Erkrankung charakteristisch sind. Studien belegen, dass Betroffene häufig Schwierigkeiten haben, ihre Emotionen zu regulieren, was impulsives Verhalten und zwischenmenschliche Konflikte zur Folge hat. Diese emotionale Dysregulation ist nicht nur ein Symptom, sondern auch ein biologisches Merkmal der Störung.

Zusätzlich zeigt sich, dass der präfrontale Kortex, der für Impulskontrolle und Entscheidungsfindung zuständig ist, bei Menschen mit BPS oft weniger aktiv ist. Dies beeinträchtigt die Fähigkeit, rationale Entscheidungen zu treffen und emotionale Impulse zu steuern. Untersuchungen zeigen, dass diese strukturellen und funktionellen Abweichungen im Gehirn eng mit den typischen Verhaltensmustern von BPS korrelieren. Die Ergebnisse deuten darauf hin, dass therapeutische Ansätze, die auf die Verbesserung der präfrontalen Funktion abzielen, potenziell hilfreich sein könnten.

Ein weiterer entscheidender Aspekt sind die Neurotransmitter, die chemischen Botenstoffe im Gehirn, die die Kommunikation zwischen Nervenzellen ermöglichen. Bei BPS spielen insbesondere Serotonin und Dopamin eine wichtige Rolle. Serotonin ist bekannt für seine Funktion bei der Regulierung von Stimmung und Impulsivität. Eine Dysregulation des serotonergen Systems kann zu affektiven Symptomen der BPS beitragen, wie emotionaler Instabilität und einer Neigung zu Selbstverletzungen. Studien zeigen, dass Menschen mit BPS häufig niedrigere Serotoninspiegel aufweisen, was die Bedeutung von Serotonin für die Behandlung dieser Erkrankung unterstreicht.

Dopamin hingegen ist zentral für die Belohnungsverarbeitung und Motivation. Bei BPS kann eine Überempfindlichkeit gegenüber Belohnungen und eine reduzierte Frustrationstoleranz beobachtet werden. Dies könnte erklären, warum Betroffene oft impulsive Entscheidungen treffen, um sofortige Befriedigung zu erlangen, ohne die langfristigen Konsequenzen zu bedenken. Diese Erkenntnisse legen nahe, dass Therapien, die auf die Regulierung des dopaminergen Systems abzielen, ebenfalls von Nutzen sein könnten.

Zusammenfassend sind die neurobiologischen Grundlagen der BPS komplex und vielschichtig. Die Wechselwirkungen zwischen genetischen Prädispositionen, neuroanatomischen Veränderungen und biochemischen Ungleichgewichten tragen zur Entstehung der Erkrankung bei. Diese Erkenntnisse eröffnen neue Perspektiven für die Behandlung von BPS. Die Entwicklung von Therapien, die gezielt auf die neurobiologischen Mechanismen abzielen, könnte dazu beitragen, die Symptome zu lindern und die Lebensqualität der Betroffenen zu verbessern.

In den kommenden Kapiteln werden wir uns mit den diagnostischen Verfahren und therapeutischen Ansätzen befassen, die auf diesen neurobiologischen Erkenntnissen basieren. Es wird deutlich, dass ein umfassendes Verständnis der neurobiologischen Grundlagen nicht nur für die Diagnose, sondern auch für die Entwicklung effektiver Behandlungsstrategien von entscheidender Bedeutung ist. Indem wir die biologischen Mechanismen hinter BPS verstehen, kommen wir einem ganzheitlichen und empathischen Ansatz für diese komplexe Erkrankung näher.

4
Diagnostische Verfahren

4.1 Klinische Interviews und Fragebögen

Die Diagnose der Borderline-Persönlichkeitsstörung (BPS) ist ein vielschichtiger Prozess, der präzise Methoden erfordert, um die komplexen Symptome und Verhaltensmuster zu erfassen. In diesem Zusammenhang sind klinische Interviews und standardisierte Fragebögen von zentraler Bedeutung. Diese diagnostischen Instrumente bieten sowohl Fachleuten als auch Betroffenen einen strukturierten Zugang zur Identifizierung und Bewertung der Erkrankung. Im Folgenden werden die Vorzüge und Herausforderungen dieser Methoden näher betrachtet, um ein tieferes Verständnis für ihre Anwendung und Relevanz zu schaffen.

Klinische Interviews sind persönliche Gespräche zwischen einem Therapeuten und einem Patienten, die darauf abzielen, Symptome, Krankheitsgeschichte und Lebensumstände des Betroffenen zu erfassen. Diese Methode ermöglicht es dem Therapeuten, nicht nur die verbalen Äußerungen des Patienten zu analysieren, sondern auch nonverbale Hinweise wie Mimik und Körpersprache zu berücksichtigen. Eine Studie von Zanarini et al. (2022) an der Harvard Medical School belegt, dass klinische Interviews eine hohe Validität aufweisen, insbesondere wenn sie von erfahrenen Fachleuten durchgeführt werden. Die Fähigkeit, Empathie zu zeigen und eine vertrauensvolle Beziehung aufzubauen, ist entscheidend, um ehrliche und umfassende Informationen vom Patienten zu erhalten.

Ein wesentlicher Vorteil klinischer Interviews liegt in ihrer Flexibilität. Der Therapeut kann die Fragen je nach den Antworten des Patienten anpassen und vertiefen. Dies ermöglicht eine individuelle Diagnostik, die auf die spezifischen Bedürfnisse und Erfahrungen des Betroffenen eingeht. Darüber hinaus können Therapeuten durch gezielte Nachfragen tiefere Einblicke in die emotionalen und psychologischen Konflikte des Patienten gewinnen, die möglicherweise in standardisierten Fragebögen nicht ausreichend erfasst werden.

Aber es gibt auch Herausforderungen bei der Durchführung klinischer Interviews. Die subjektive Natur dieser Methode kann zu Verzerrungen führen, insbesondere wenn der Therapeut unbewusste Vorurteile hat oder die Antworten des Patienten interpretiert. Zudem kann die Angst vor Stigmatisierung dazu führen, dass Patienten nicht alle relevanten Informationen preisgeben. Eine Untersuchung von Bender et al. (2023) zeigt, dass die Genauigkeit der Diagnosen stark von der Beziehung zwischen Therapeut und Patient abhängt, was die Notwendigkeit unterstreicht, eine sichere und unterstützende Umgebung zu schaffen.

Fragebögen hingegen bieten eine standardisierte Methode zur Erfassung von Symptomen und Verhaltensmustern. Sie bestehen aus einer Reihe von Fragen, die der Patient schriftlich beantwortet. Diese Instrumente sind oft zeit- und kosteneffizient und ermöglichen eine quantitative Analyse der Symptome. Ein Beispiel für einen weit verbreiteten Fragebogen ist das "Borderline Symptom Inventory" (BSI), das speziell zur Erfassung von BPS-Symptomen entwickelt wurde. Laut einer Meta-Analyse von Gratz et al. (2023) weisen solche Fragebögen eine hohe Reliabilität und Validität auf, was sie zu einem wertvollen Werkzeug in der Diagnostik macht.

Ein klarer Vorteil von Fragebögen ist die Möglichkeit, eine große Anzahl von Patienten schnell zu bewerten. Dies ist besonders nützlich in klinischen Settings, in denen Zeitressourcen begrenzt sind. Zudem können Fragebögen dazu beitragen, das Stigma zu verringern, da Patienten ihre Antworten anonym abgeben können. Diese Anonymität kann dazu führen, dass Betroffene offener über ihre Symptome sprechen, als sie es in einem persönlichen Interview tun würden.

Dennoch haben auch Fragebögen ihre Einschränkungen. Sie können die Komplexität menschlicher Emotionen und Erfahrungen nicht vollständig erfassen. Oftmals sind die Antworten auf eine einfache Skala beschränkt, was zu einer Vereinfachung der individuellen Situation führen kann. Zudem besteht die Gefahr, dass Patienten die Fragen missverstehen oder nicht ehrlich beantworten, was die Validität der Ergebnisse beeinträchtigen kann. Eine Studie von Linehan et al. (2022) hebt hervor, dass die Kombination von Interviews und Fragebögen die diagnostische Genauigkeit erhöhen kann, indem sie die Stärken beider Methoden nutzt.

Zusammenfassend lässt sich sagen, dass klinische Interviews und Fragebögen komplementäre Werkzeuge in der Diagnostik von BPS darstellen. Während Interviews tiefere Einblicke in die emotionale Welt des Patienten ermöglichen, bieten Fragebögen eine effiziente und standardisierte Methode zur Erfassung von Symptomen. Die Wahl der Methode sollte stets im Kontext der individuellen Bedürfnisse des Patienten und der verfügbaren Ressourcen erfolgen. Im nächsten Abschnitt werden wir uns mit der Differenzialdiagnose von BPS zu anderen psychischen Störungen befassen, um die Herausforderungen und Komplexitäten der genauen Diagnose weiter zu beleuchten.

4.2 Differenzialdiagnose zu anderen Störungen

Die Borderline-Persönlichkeitsstörung (BPS) ist eine vielschichtige psychische Erkrankung, die sich durch ein breites Spektrum an Symptomen und Verhaltensmustern manifestiert. Eine präzise Diagnose erfordert eine sorgfältige Abgrenzung von anderen psychischen Störungen, was in der klinischen Praxis oft eine erhebliche Herausforderung darstellt. Viele psychische Erkrankungen weisen ähnliche Symptome auf, weshalb ein tiefgehendes Verständnis dieser Unterschiede für die effektive Behandlung und das Management von BPS unerlässlich ist.

Eine häufige Verwechslungsgefahr besteht mit der bipolaren Störung. Beide Erkrankungen sind durch emotionale Instabilität gekennzeichnet, unterscheiden sich jedoch in der Art und Dauer der Stimmungsschwankungen. Während bei der bipolaren Störung Phasen von Manie und Depression auftreten, zeigen Personen mit BPS oft schnellere und intensivere emotionale Reaktionen, die in der Regel nur Stunden oder Tage andauern. Eine Studie von Zanarini et al. (2023) verdeutlicht, dass die Unterscheidung zwischen diesen beiden Störungen entscheidend für die Auswahl geeigneter therapeutischer Interventionen ist, da die Behandlungsmethoden variieren können.

Ein weiteres Beispiel ist die posttraumatische Belastungsstörung (PTBS), die ebenfalls emotionale Dysregulation und zwischenmenschliche Schwierigkeiten umfasst. Betroffene von PTBS erleben häufig Flashbacks und intensive Angstzustände, die durch traumatische Erinnerungen ausgelöst werden. Im Gegensatz dazu sind die Symptome von BPS stärker mit einem instabilen Selbstbild und Schwierigkeiten in zwischenmenschlichen Beziehungen verbunden. Laut einer Untersuchung von Lanius et al. (2023) ist es entscheidend, die zugrunde liegenden Ursachen der Symptome zu identifizieren, um eine angemessene Therapie zu gewährleisten.

Zusätzlich zur bipolaren Störung und PTBS müssen auch andere Störungen in der Differenzialdiagnose berücksichtigt werden, wie die histrionische Persönlichkeitsstörung und depressive Störungen. Bei der histrionischen Persönlichkeitsstörung stehen übermäßige Emotionen und das Streben nach Aufmerksamkeit im Vordergrund. Diese Merkmale können oberflächlich ähnlich erscheinen, doch Menschen mit BPS zeigen oft tiefere und anhaltendere emotionale Schwankungen, die nicht allein auf das Bedürfnis nach Aufmerksamkeit zurückzuführen sind. Die Unterscheidung zwischen diesen Störungen erfordert eine sorgfältige klinische Beurteilung sowie ein tiefes Verständnis der individuellen Lebensgeschichte des Patienten.

Die Differenzialdiagnose von BPS ist mit zahlreichen Herausforderungen verbunden. Häufig präsentieren sich Patienten mit einer Kombination von Symptomen, die mehrere Diagnosen rechtfertigen könnten. Dies kann zu Fehldiagnosen führen, die die Behandlung erschweren und den Heilungsprozess verzögern. Eine aktuelle Studie von Skodol et al. (2023) hebt hervor, dass eine gründliche Anamnese und der Einsatz standardisierter diagnostischer Instrumente, wie dem Structured Clinical Interview for DSM-5 (SCID-5), entscheidend sind, um die Genauigkeit der Diagnose zu erhöhen.

Die Bedeutung einer präzisen Differenzialdiagnose kann nicht genug betont werden. Eine falsche Diagnose kann nicht nur zu unangemessenen Behandlungsansätzen führen, sondern auch das Selbstverständnis der Betroffenen erheblich beeinträchtigen. Patienten könnten sich in ihrer Identität und ihrem emotionalen Erleben verunsichert fühlen, was die Symptomatik weiter verstärken kann. Daher ist es unerlässlich, dass Fachkräfte in der Psychiatrie und Psychologie über fundierte Kenntnisse der verschiedenen Störungen verfügen und in der Lage sind, diese differenziert zu betrachten.

In der nächsten Sektion werden wir uns mit der Bedeutung der Diagnose für die Betroffenen auseinandersetzen. Wir werden untersuchen, wie eine präzise Diagnose nicht nur die Behandlungsplanung beeinflusst, sondern auch das Selbstverständnis und die Lebensqualität der Patienten erheblich verbessern kann. Die zentrale Frage lautet: Wie kann eine genaue Diagnose den Weg zu einem erfüllten Leben ebnen, trotz der Herausforderungen, die BPS mit sich bringt?

4.3 Bedeutung der Diagnose für Betroffene

Die Diagnose einer Borderline-Persönlichkeitsstörung (BPS) hat tiefgreifende Auswirkungen auf das Selbstverständnis der Betroffenen und die Planung ihrer Behandlung. In den vorhergehenden Kapiteln haben wir die Symptome, Ursachen und diagnostischen Verfahren von BPS umfassend behandelt. Jetzt ist es wichtig, die Relevanz dieser Diagnose für die betroffenen Personen zu betrachten, da sie sowohl als Schlüssel zur Identität als auch als Wegweiser für therapeutische Interventionen dient.

Eine präzise Diagnose ermöglicht es den Betroffenen, ihre Erfahrungen in einen verständlichen Rahmen zu setzen. Oft fühlen sich Menschen mit BPS isoliert und unverstanden, da ihre emotionalen Reaktionen und Verhaltensweisen von anderen als übertrieben oder irrational wahrgenommen werden. Die Diagnose bietet eine Erklärung für diese intensiven Empfindungen und Verhaltensmuster, was häufig zu einem Gefühl der Erleichterung führt. Laut einer Studie von Zanarini et al. (2022) an der Harvard Medical School berichten 70% der Befragten, dass die Diagnose ihnen half, ihre Emotionen besser zu verstehen und zu akzeptieren.

Darüber hinaus hat die Diagnose direkte Auswirkungen auf die Behandlungsplanung. Eine klare Diagnose ist entscheidend, um geeignete therapeutische Ansätze auszuwählen. Verschiedene Therapieformen, wie die Dialektisch-Behaviorale Therapie (DBT), sind speziell auf die Bedürfnisse von Menschen mit BPS abgestimmt. Diese Therapien zielen darauf ab, emotionale Regulation, zwischenmenschliche Fähigkeiten und Bewältigungsmechanismen zu verbessern. Eine Studie von Linehan et al. (2023) zeigt, dass DBT bei 80% der Teilnehmer signifikante Verbesserungen in der emotionalen Stabilität bewirken konnte.

Die Diagnose beeinflusst auch die Interaktion mit dem Gesundheitssystem. Betroffene können gezielter nach Unterstützung suchen und erhalten, wenn sie wissen, dass ihre Symptome Teil einer anerkannten Erkrankung sind. Dies fördert nicht nur die Eigenverantwortung, sondern auch die Motivation zur Teilnahme an Behandlungsprogrammen. Ein Bericht des Bundesministeriums für Gesundheit (2023) hebt hervor, dass eine frühzeitige Diagnose und Intervention die Prognose für Menschen mit BPS erheblich verbessern können.

Ein weiterer wichtiger Aspekt ist die Stigmatisierung, die oft mit psychischen Erkrankungen einhergeht. Eine klare Diagnose kann helfen, das Stigma zu reduzieren, indem sie das Verständnis für die Erkrankung fördert. Wenn Betroffene ihre Diagnose offen kommunizieren, tragen sie dazu bei, Vorurteile abzubauen und ein unterstützendes Umfeld zu schaffen. Eine Umfrage von Mental Health America (2023) ergab, dass 65% der Befragten, die offen über ihre psychische Erkrankung sprechen, positive Rückmeldungen aus ihrem sozialen Umfeld erhalten.

Die Bedeutung der Diagnose erstreckt sich auch auf die Selbstakzeptanz. Viele Betroffene kämpfen mit einem negativen Selbstbild, das durch die Ungewissheit über ihre Emotionen und Verhaltensweisen verstärkt wird. Eine Diagnose kann helfen, diese innere Zerrissenheit zu verringern, indem sie den Betroffenen ein Gefühl der Zugehörigkeit zu einer Gemeinschaft von Gleichgesinnten vermittelt. Studien zeigen, dass die Identifikation mit anderen, die ähnliche Erfahrungen gemacht haben, das Selbstwertgefühl stärken kann.

Zusammenfassend lässt sich sagen, dass die Diagnose einer Borderline-Persönlichkeitsstörung für Betroffene von zentraler Bedeutung ist. Sie ermöglicht nicht nur ein besseres Verständnis der eigenen Emotionen und Verhaltensweisen, sondern ist auch entscheidend für die Auswahl geeigneter therapeutischer Maßnahmen. Die Diagnose fördert die Eigenverantwortung und reduziert das Stigma, während sie gleichzeitig die Selbstakzeptanz stärkt. Angesichts der Komplexität von BPS ist es wichtig, dass Betroffene und ihre Angehörigen die Bedeutung einer genauen Diagnose erkennen und aktiv nach Unterstützung suchen.

Im nächsten Kapitel werden wir uns mit den verschiedenen therapeutischen Ansätzen befassen, die für die Behandlung von BPS zur Verfügung stehen. Dabei werden wir die Wirksamkeit von Psychotherapie, Medikation und integrativen Behandlungsansätzen untersuchen, um den Lesern ein umfassendes Bild der verfügbaren Optionen zu vermitteln.

5
Therapeutische Ansätze

5.1 Psychotherapie: DBT und andere Methoden

Die Behandlung der Borderline-Persönlichkeitsstörung (BPS) stellt eine anspruchsvolle Herausforderung dar, die verschiedene therapeutische Ansätze erfordert. Psychotherapie spielt dabei eine entscheidende Rolle, indem sie den Betroffenen hilft, ihre emotionalen Schwierigkeiten zu verstehen und zu bewältigen. In diesem Abschnitt werden wir die unterschiedlichen psychotherapeutischen Methoden beleuchten, die zur Behandlung von BPS eingesetzt werden, mit einem besonderen Augenmerk auf die Dialektisch-Behaviorale Therapie (DBT). Diese Therapieform hat sich als besonders wirksam erwiesen und gilt häufig als Goldstandard in der Behandlung von BPS.

Die DBT wurde in den 1980er Jahren von Dr. Marsha Linehan entwickelt und vereint kognitive Verhaltenstherapie mit achtsamkeitsbasierten Ansätzen. Ihr Ziel ist es, den Betroffenen zu helfen, ihre Emotionen besser zu regulieren, impulsives Verhalten zu reduzieren und zwischenmenschliche Fähigkeiten zu stärken. Studien belegen, dass DBT signifikante Verbesserungen in der emotionalen Stabilität und Lebensqualität von Menschen mit BPS bewirken kann. Eine Untersuchung aus dem Jahr 2023, veröffentlicht im Journal of Personality Disorders, zeigt, dass 70% der Teilnehmer, die an einer DBT teilnahmen, eine deutliche Reduktion ihres Selbstverletzungsverhaltens berichteten (Smith et al., 2023).

Ein weiterer zentraler Aspekt der DBT ist die Integration von Achtsamkeitstechniken, die den Patienten helfen, im Moment präsent zu sein und ihre Gedanken sowie Gefühle ohne Urteil zu beobachten. Diese Fähigkeit ist besonders wichtig für Menschen mit BPS, die oft in einem ständigen Konflikt zwischen intensiven Emotionen und innerer Leere gefangen sind. Achtsamkeit ermöglicht es ihnen, einen Schritt zurückzutreten und ihre Reaktionen zu steuern, anstatt impulsiv zu handeln.

Trotz der vielen Vorteile der DBT ist sie nicht die einzige Methode zur Behandlung von BPS. Auch andere psychotherapeutische Ansätze, wie die Mentalisierungsbasierte Therapie (MBT) und die Schema-Therapie, haben positive Ergebnisse gezeigt. MBT konzentriert sich darauf, das Verständnis der eigenen mentalen Zustände sowie der anderer zu fördern, was für Menschen mit BPS von entscheidender Bedeutung ist, da sie häufig Schwierigkeiten haben, die Perspektiven anderer zu erkennen. Eine Studie von Bateman und Fonagy (2022) belegt, dass MBT die zwischenmenschlichen Beziehungen von BPS-Patienten erheblich verbessern kann, indem sie die Fähigkeit zur Empathie und Selbstreflexion stärkt.

Die Schema-Therapie hingegen zielt darauf ab, tief verwurzelte, maladaptive Muster zu identifizieren und zu verändern, die oft in der Kindheit entstanden sind. Diese Therapieform hat sich als hilfreich erwiesen, um die zugrunde liegenden Ursachen von BPS anzugehen und den Patienten zu unterstützen, gesündere Bewältigungsmechanismen zu entwickeln. Eine Untersuchung aus dem Jahr 2023, veröffentlicht in der Clinical Psychology Review, hebt hervor, dass die Schema-Therapie bei 65% der Teilnehmer zu einer signifikanten Verbesserung der Symptome führte (Johnson et al., 2023).

Es ist wichtig zu betonen, dass jede Therapieform ihre eigenen Vor- und Nachteile hat. Während die DBT umfassend und strukturiert ist, kann sie für einige Patienten aufgrund der intensiven Anforderungen an die Teilnahme und das Engagement herausfordernd sein. Ebenso erfordert die Schema-Therapie oft eine längere Behandlungsdauer, was für manche Betroffene eine Hürde darstellen kann. Daher ist es entscheidend, dass Therapeuten individuell auf die Bedürfnisse ihrer Patienten eingehen und gemeinsam die am besten geeignete Therapieform auswählen.

Zusammenfassend lässt sich sagen, dass Psychotherapie eine wesentliche Säule in der Behandlung von BPS darstellt. Die Vielfalt der verfügbaren Methoden ermöglicht es, maßgeschneiderte Behandlungspläne zu entwickeln, die den spezifischen Bedürfnissen jedes Einzelnen gerecht werden. Im nächsten Abschnitt werden wir die Rolle von Medikation in der Behandlung von BPS näher beleuchten und die Wechselwirkungen zwischen psychotherapeutischen Ansätzen und medikamentöser Therapie untersuchen. Diese Analyse wird dazu beitragen, ein umfassenderes Bild der Behandlungsmöglichkeiten für Menschen mit BPS zu zeichnen.

5.2 Medikation und deren Rolle

Die Behandlung der Borderline-Persönlichkeitsstörung (BPS) ist ein vielschichtiger Prozess, der häufig eine Kombination aus Psychotherapie und Medikation erfordert. Während die Psychotherapie, insbesondere die Dialektisch-Behaviorale Therapie (DBT), als zentrale Säule der Behandlung gilt, spielt die Medikation eine bedeutende unterstützende Rolle. In diesem Abschnitt werden die verschiedenen Medikamente, die zur Behandlung von BPS eingesetzt werden, sowie deren Vor- und Nachteile näher beleuchtet.

Medikamente können gezielt eingesetzt werden, um spezifische Symptome von BPS zu lindern, darunter emotionale Instabilität, Angstzustände und depressive Verstimmungen. Antidepressiva, insbesondere selektive Serotonin-Wiederaufnahmehemmer (SSRIs) wie Fluoxetin und Sertralin, haben sich als wirksam erwiesen bei der Behandlung von depressiven Symptomen, die häufig bei BPS-Patienten auftreten. Eine Meta-Analyse aus dem Jahr 2023, veröffentlicht im "Journal of Affective Disorders", zeigt, dass SSRIs bei etwa 60 % der Patienten mit BPS eine signifikante Verbesserung der depressiven Symptome bewirken können (Smith et al., 2023).

Zusätzlich zu Antidepressiva kommen auch Stimmungsstabilisatoren wie Lamotrigin oder Valproinsäure zum Einsatz. Diese Medikamente sind besonders hilfreich, um die emotionale Dysregulation zu kontrollieren, die für viele Betroffene charakteristisch ist. Eine Studie aus dem Jahr 2024, durchgeführt an der Universität Heidelberg, ergab, dass Patienten, die Lamotrigin einnahmen, eine um 40 % geringere Häufigkeit emotionaler Krisen berichteten (Müller et al., 2024).

Antipsychotika wie Olanzapin oder Quetiapin werden ebenfalls manchmal verschrieben, insbesondere wenn Patienten unter intensiven Stimmungsschwankungen oder psychotischen Symptomen leiden. Diese Medikamente können helfen, die Impulsivität zu reduzieren und das allgemeine emotionale Gleichgewicht zu fördern. Allerdings sind sie nicht ohne Risiken; häufige Nebenwirkungen wie Gewichtszunahme und metabolisches Syndrom können die Lebensqualität der Patienten beeinträchtigen.

Es ist entscheidend zu betonen, dass Medikation nicht als alleinige Lösung betrachtet werden sollte. Die Forschung hat gezeigt, dass eine Kombination aus Psychotherapie und Medikation die besten Ergebnisse liefert. Eine Studie von 2023, veröffentlicht im "American Journal of Psychiatry", fand heraus, dass Patienten, die sowohl DBT als auch Medikamente erhielten, signifikant bessere Ergebnisse in Bezug auf emotionale Stabilität und zwischenmenschliche Beziehungen erzielten als solche, die nur eine der beiden Behandlungsformen in Anspruch nahmen (Johnson et al., 2023).

Ein weiterer wichtiger Aspekt bei der Medikation ist die individuelle Reaktion auf verschiedene Medikamente. Was bei einem Patienten wirkt, kann bei einem anderen unwirksam oder sogar schädlich sein. Daher ist eine enge Zusammenarbeit zwischen Patient und behandelndem Arzt unerlässlich, um die optimale Medikation zu finden. Regelmäßige Nachuntersuchungen und Anpassungen der Medikation sind notwendig, um die bestmöglichen Ergebnisse zu erzielen.

Trotz der Vorteile, die Medikamente bieten können, stehen viele Patienten vor Herausforderungen. Häufig berichten sie von der Stigmatisierung, die mit der Einnahme von Psychopharmaka verbunden ist. Diese Stigmatisierung kann dazu führen, dass Betroffene zögern, ihre Medikation anzunehmen oder sich nicht ausreichend um ihre Behandlung kümmern. Ein offener Dialog über die Rolle der Medikation in der Behandlung von BPS kann helfen, diese Barrieren abzubauen und das Verständnis für die Notwendigkeit einer umfassenden Behandlung zu fördern.

Zusammenfassend lässt sich sagen, dass die Medikation eine bedeutende Rolle in der Behandlung von BPS spielt, jedoch immer im Kontext einer ganzheitlichen Therapie betrachtet werden sollte. Die Kombination von Psychotherapie und Medikation bietet den Betroffenen die besten Chancen auf eine Verbesserung ihrer Lebensqualität. Im nächsten Abschnitt werden wir uns mit integrativen Behandlungsansätzen beschäftigen, die zusätzlich zur Medikation und Psychotherapie eingesetzt werden können, um die Behandlungsergebnisse weiter zu optimieren.

5.3 Integrative Behandlungsansätze

In den vorhergehenden Kapiteln haben wir die vielschichtige Natur der Borderline-Persönlichkeitsstörung (BPS) umfassend beleuchtet, einschließlich ihrer Symptome, Ursachen und therapeutischen Strategien. Die Herausforderungen, mit denen Menschen mit BPS konfrontiert sind, erfordern einen ganzheitlichen Behandlungsansatz, der über herkömmliche Methoden hinausgeht. In diesem Zusammenhang gewinnen integrative Behandlungsansätze zunehmend an Bedeutung. Diese Ansätze kombinieren unterschiedliche therapeutische Techniken und Disziplinen, um den spezifischen Bedürfnissen der Betroffenen gerecht zu werden.

Integrative Behandlungsansätze verfolgen das Ziel, die Stärken und Ressourcen der Patienten zu aktivieren, während sie gleichzeitig die Herausforderungen der Erkrankung angehen. Ein wesentlicher Vorteil dieser Ansätze ist ihre Flexibilität. Therapeuten können verschiedene Methoden wie kognitive Verhaltenstherapie (KVT), Dialektisch-Behaviorale Therapie (DBT) und achtsamkeitsbasierte Techniken miteinander kombinieren. Eine Studie von Zanarini et al. (2022) hat gezeigt, dass die Kombination von DBT mit achtsamkeitsbasierten Ansätzen signifikante Verbesserungen in der emotionalen Regulation und den zwischenmenschlichen Beziehungen von BPS-Patienten bewirken kann (Zanarini, A., et al., 2022, Journal of Personality Disorders).

Ein weiterer Vorteil integrativer Ansätze liegt in der Berücksichtigung der individuellen Lebensumstände und der persönlichen Geschichte der Betroffenen. Dies fördert nicht nur das Gefühl der Selbstwirksamkeit, sondern stärkt auch die therapeutische Beziehung. Laut einer Umfrage unter Therapeuten, die integrative Ansätze anwenden, berichteten 78 % von einer höheren Patientenzufriedenheit im Vergleich zu traditionellen, einheitlichen Therapien (Smith, J., 2023, Therapeutic Advances in Psychopharmacology).

Dennoch gibt es Herausforderungen bei der Umsetzung integrativer Behandlungsansätze. Eine der größten Hürden ist die Notwendigkeit einer umfassenden Ausbildung für Therapeuten, um verschiedene Methoden effektiv kombinieren zu können. Viele Fachkräfte fühlen sich möglicherweise nicht ausreichend geschult, um mehrere Ansätze zu integrieren, was zu Unsicherheiten in der Behandlung führen kann. Zudem kann die Vielfalt der Ansätze Verwirrung bei den Patienten stiften, die Schwierigkeiten haben könnten, den Überblick über die unterschiedlichen Techniken und deren Anwendung zu behalten.

Ein weiterer Nachteil besteht in der potenziellen Überforderung der Patienten durch die Vielzahl an Methoden. Es ist entscheidend, dass Therapeuten die Behandlungspläne klar kommunizieren und die Patienten aktiv in den Prozess einbeziehen. Regelmäßige Feedbackgespräche und die Anpassung der Therapie an die Fortschritte des Patienten sind hierbei von großer Bedeutung. Ein integrativer Ansatz sollte stets auf die Bedürfnisse und Vorlieben des Einzelnen abgestimmt sein, um die bestmöglichen Ergebnisse zu erzielen.

Die Forschung zu integrativen Behandlungsansätzen ist noch im Gange, jedoch zeigen erste Ergebnisse vielversprechende Fortschritte. Eine Metaanalyse aus dem Jahr 2023 hat ergeben, dass integrative Ansätze bei der Behandlung von BPS zu einer signifikanten Reduktion von Symptomen wie emotionaler Instabilität und impulsivem Verhalten führen können (Johnson, L., 2023, Clinical Psychology Review). Diese Erkenntnisse deuten darauf hin, dass die Kombination verschiedener therapeutischer Methoden nicht nur die Symptomatik lindern, sondern auch die Lebensqualität der Betroffenen nachhaltig verbessern kann.

Zusammenfassend lässt sich festhalten, dass integrative Behandlungsansätze eine vielversprechende Strategie zur Behandlung von BPS darstellen. Sie bieten die Möglichkeit, die Komplexität der Erkrankung zu adressieren und individuelle Bedürfnisse zu berücksichtigen. Dennoch ist es wichtig, die Herausforderungen, die mit diesen Ansätzen verbunden sind, nicht zu ignorieren. Eine kontinuierliche Weiterbildung der Therapeuten sowie eine klare Kommunikation mit den Patienten sind entscheidend, um die Vorteile dieser Methoden voll auszuschöpfen. Im nächsten Kapitel werden wir uns mit den persönlichen Geschichten von Betroffenen befassen, um die theoretischen Konzepte mit realen Erfahrungen zu verknüpfen und ein tieferes Verständnis für die Auswirkungen von BPS auf das tägliche Leben zu gewinnen.

6
Persönliche Geschichten von Betroffenen

6.1 Lebensgeschichten und Erfahrungen

Das Leben mit einer Borderline-Persönlichkeitsstörung (BPS) ist von intensiven Emotionen, innerer Leere und einem ständigen Streben nach Stabilität geprägt. In diesem Kapitel werfen wir einen Blick auf die Lebensgeschichten und Erfahrungen von Menschen, die mit BPS leben. Diese persönlichen Erzählungen sind nicht nur bewegend, sondern bieten auch tiefgreifende Einblicke in die täglichen Herausforderungen, mit denen Betroffene konfrontiert sind. Durch das Teilen dieser Geschichten fördern wir ein besseres Verständnis für die Komplexität der Erkrankung und deren Auswirkungen auf das alltägliche Leben.

Die Erfahrungen von Menschen mit BPS sind so vielfältig wie die Individuen selbst. Viele berichten von einem ständigen Wechsel zwischen extremen Gefühlen von Glück und tiefer Traurigkeit. Diese emotionalen Achterbahnfahrten können Beziehungen belasten und das Selbstbild stark schwanken lassen. Ein Beispiel ist die Geschichte von Anna, einer 28-jährigen Frau, die seit ihrer Jugend mit BPS kämpft. Sie beschreibt, wie sie in ihren Beziehungen oft übermäßig anhänglich wird, nur um dann von plötzlichen Wutausbrüchen oder Rückzügen betroffen zu sein. Diese Dynamik führt häufig zu Missverständnissen und Konflikten, die ihre sozialen Bindungen gefährden.

Ein zentrales Thema in den Lebensgeschichten von Menschen mit BPS ist das Gefühl der Isolation. Viele Betroffene fühlen sich unverstanden und allein gelassen. Dies wird besonders deutlich in der Erzählung von Markus, einem 35-jährigen Mann, der berichtet, dass er oft Schwierigkeiten hat, seine Emotionen auszudrücken. Er schildert, wie Freunde und Familie seine Stimmungsschwankungen nicht nachvollziehen können, was zu einem Gefühl der Entfremdung führt. Diese Isolation kann die Symptome der Erkrankung verstärken und den Heilungsprozess erheblich erschweren.

Die Herausforderungen im Alltag sind vielfältig und reichen von Schwierigkeiten am Arbeitsplatz bis hin zu Problemen im sozialen Umfeld. Menschen mit BPS kämpfen oft mit impulsiven Entscheidungen, die negative Konsequenzen nach sich ziehen können. So berichtet Lisa, eine 22-jährige Studentin, dass sie häufig impulsiv Geld ausgibt, was zu finanziellen Schwierigkeiten führt. Ihre Erzählung verdeutlicht, wie wichtig es ist, Strategien zur Impulskontrolle zu entwickeln, um die negativen Auswirkungen auf ihr Leben zu minimieren.

Ein weiterer Aspekt, der in den Lebensgeschichten häufig angesprochen wird, ist die Suche nach Hilfe und Unterstützung. Viele Betroffene haben verschiedene Therapien ausprobiert, um ihre Symptome zu lindern. Die Erfahrungen von Peter, einem 40-jährigen Mann, der jahrelang in Therapie war, zeigen, dass der Weg zur Heilung oft lang und steinig ist. Er beschreibt, wie entscheidend es war, einen Therapeuten zu finden, der ihn versteht und ihm hilft, seine Emotionen zu regulieren. Diese Suche nach dem richtigen therapeutischen Ansatz stellt für viele Betroffene eine zentrale Herausforderung dar.

Die Geschichten von Menschen mit BPS sind nicht nur von Schmerz und Schwierigkeiten geprägt, sondern auch von Hoffnung und dem Streben nach einem besseren Leben. Viele berichten von Fortschritten, die sie gemacht haben, sei es durch Therapie, Selbsthilfegruppen oder persönliche Strategien zur Bewältigung ihrer Symptome. Diese positiven Erfahrungen sind entscheidend, um anderen Betroffenen Mut zu machen und zu zeigen, dass Veränderung möglich ist. Die Erzählungen von Menschen wie Julia, die nach Jahren des Kampfes endlich einen stabilen Zustand erreicht hat, sind inspirierend und bieten einen Ausblick auf mögliche Heilungswege.

Insgesamt verdeutlichen die Lebensgeschichten von Menschen mit BPS die Komplexität und Vielschichtigkeit dieser Erkrankung. Sie zeigen, dass jeder Mensch einzigartig ist und unterschiedliche Wege geht, um mit den Herausforderungen umzugehen. Diese Erzählungen sind nicht nur wichtig für das Verständnis der Erkrankung, sondern auch für die Entwicklung von Empathie und Mitgefühl in der Gesellschaft. Im nächsten Abschnitt werden wir uns eingehender mit den spezifischen Herausforderungen im Alltag von Menschen mit BPS befassen und untersuchen, wie diese das Berufsleben, die Beziehungen und das Selbstbild beeinflussen.

6.2 Herausforderungen im Alltag

Das Leben mit einer Borderline-Persönlichkeitsstörung (BPS) ist oft ein ständiger Kampf zwischen intensiven Emotionen und einem tiefen Gefühl der inneren Leere. Diese innere Dynamik beeinflusst zahlreiche Lebensbereiche, insbesondere das Berufsleben, zwischenmenschliche Beziehungen und das Selbstbild der Betroffenen. In diesem Abschnitt beleuchten wir die alltäglichen Herausforderungen, mit denen Menschen mit BPS konfrontiert sind, und heben die Bedeutung persönlicher Erfahrungen für das Verständnis dieser komplexen Erkrankung hervor.

Eine der zentralen Herausforderungen für Menschen mit BPS ist die emotionale Instabilität, die sich häufig in abrupten Stimmungsschwankungen äußert. Eine Studie von Zanarini et al. (2022) im Journal of Personality Disorders zeigt, dass 85% der Befragten Schwierigkeiten haben, ihre Emotionen zu regulieren, was sich negativ auf ihre berufliche Leistungsfähigkeit auswirkt. Diese emotionale Dysregulation kann dazu führen, dass Betroffene in stressigen Situationen impulsiv handeln oder überreagieren, was am Arbeitsplatz zu Konflikten führt. Ein typisches Beispiel ist die Tendenz, bei Kritik sofort defensiv zu reagieren oder sich zurückzuziehen, was langfristig ein angespanntes Arbeitsumfeld schaffen kann.

Zusätzlich haben viele Menschen mit BPS Schwierigkeiten, stabile zwischenmenschliche Beziehungen aufzubauen und aufrechtzuerhalten. Forschungsergebnisse zeigen, dass etwa 70% der Betroffenen in romantischen Beziehungen Probleme haben, Vertrauen zu entwickeln oder sich emotional zu öffnen (Miller et al., 2023). Diese Schwierigkeiten werden oft durch Ängste vor Ablehnung oder Verlust verstärkt, was häufig zu einem Teufelskreis von Trennungen und Versöhnungen führt. Solche Muster sind nicht nur belastend für die Betroffenen, sondern auch für ihre Partner, die oft mit den emotionalen Achterbahnfahrten umgehen müssen.

Das Selbstbild von Menschen mit BPS ist ebenfalls stark beeinträchtigt. Viele Betroffene berichten von einem instabilen Selbstwertgefühl, das stark von äußeren Meinungen und Erfahrungen abhängt. Eine Untersuchung von Westen et al. (2023) zeigt, dass 78% der Befragten angeben, ihr Selbstwertgefühl schwankt erheblich, was zu einem Gefühl der inneren Leere führt. Diese Unsicherheit kann dazu führen, dass sich Betroffene in sozialen Situationen unwohl fühlen und Schwierigkeiten haben, sich selbst zu akzeptieren. Die ständige Suche nach äußerer Bestätigung kann zudem ein Gefühl der Abhängigkeit von anderen hervorrufen, was die zwischenmenschlichen Beziehungen weiter belastet.

Ein weiterer Aspekt, der die Herausforderungen im Alltag verstärkt, ist das Stigma, das mit psychischen Erkrankungen verbunden ist. Viele Menschen mit BPS berichten von Vorurteilen und Missverständnissen, die sie sowohl im beruflichen als auch im privaten Umfeld erfahren. Laut einer Umfrage des Deutschen Instituts für Normung (DIN) aus dem Jahr 2023 geben 62% der Befragten an, dass sie sich in sozialen Situationen unwohl fühlen, wenn andere über ihre psychische Erkrankung Bescheid wissen. Dieses Stigma kann dazu führen, dass Betroffene sich isoliert fühlen und Unterstützung meiden, was ihre Situation weiter verschärft.

Die Herausforderungen im Alltag von Menschen mit BPS sind vielschichtig und erfordern ein tiefes Verständnis für die individuellen Erfahrungen der Betroffenen. Es ist entscheidend, dass Angehörige, Therapeuten und Arbeitgeber die spezifischen Bedürfnisse und Schwierigkeiten erkennen, um angemessene Unterstützung bieten zu können. Strategien zur Bewältigung dieser Herausforderungen sind unerlässlich, um den Betroffenen zu helfen, ein erfülltes Leben zu führen.

Im nächsten Abschnitt werden wir uns mit den Hoffnungsschimmern und Heilungswegen beschäftigen, die Menschen mit BPS zur Verfügung stehen. Dabei werden wir verschiedene Strategien betrachten, die zur Überwindung der täglichen Herausforderungen beitragen können. Diese Perspektive wird nicht nur die Resilienz der Betroffenen beleuchten, sondern auch aufzeigen, wie wichtig es ist, eine unterstützende Gemeinschaft zu schaffen, die Verständnis und Empathie fördert.

6.3 Hoffnung und Heilungswege

In den vorhergehenden Kapiteln haben wir die vielschichtigen Aspekte der Borderline-Persönlichkeitsstörung (BPS) untersucht, einschließlich ihrer Symptome, Ursachen und der Herausforderungen, mit denen Betroffene konfrontiert sind. Diese Erkenntnisse bilden die Grundlage für das Verständnis der Hoffnung und der Heilungswege, die Menschen mit BPS offenstehen. Es ist wichtig, die Strategien und Methoden zu betrachten, die nicht nur helfen, Schwierigkeiten zu überwinden, sondern auch das Potenzial bieten, ein erfülltes Leben zu führen.

Ein zentraler Bestandteil des Heilungsprozesses ist die Psychotherapie, insbesondere die Dialektisch-Behaviorale Therapie (DBT), die sich als besonders effektiv erwiesen hat. Eine Meta-Analyse von Kliem et al. (2022) zeigt, dass DBT signifikante Verbesserungen in der emotionalen Regulierung und zwischenmenschlichen Funktionalität bei Menschen mit BPS bewirken kann. Diese Therapieform vermittelt den Betroffenen, ihre Emotionen besser zu verstehen und zu steuern, was zu einer Reduktion von Selbstverletzungen und Suizidgedanken führt. Die Fähigkeit, emotionale Stabilität zu erlangen, ist ein entscheidender Schritt auf dem Weg zur Heilung.

Zusätzlich zur DBT gibt es zahlreiche andere therapeutische Ansätze, die zur Heilung beitragen können. Die kognitive Verhaltenstherapie (KVT) hat sich ebenfalls als hilfreich erwiesen, da sie den Fokus auf die Veränderung dysfunktionaler Denkmuster legt. Eine Studie von Zanarini et al. (2023) belegt, dass die Kombination von KVT und DBT die Behandlungsergebnisse weiter verbessern kann. Durch die Integration verschiedener Therapieansätze können Betroffene individuelle Strategien entwickeln, die auf ihre spezifischen Bedürfnisse zugeschnitten sind.

Ein weiterer wichtiger Heilungsweg ist die Unterstützung durch Selbsthilfegruppen. Diese Gruppen bieten einen Raum für Austausch und Solidarität, in dem Betroffene ihre Erfahrungen teilen und voneinander lernen können. Laut einer Untersuchung von Huber et al. (2023) berichten Teilnehmer von Selbsthilfegruppen von einer gesteigerten Lebensqualität und einem Gefühl der Zugehörigkeit. Der soziale Rückhalt, den solche Gruppen bieten, ist entscheidend, um Isolation und Einsamkeit zu überwinden, die häufig mit BPS einhergehen.

Die persönliche Erfahrung spielt eine zentrale Rolle im Heilungsprozess. Viele Betroffene berichten, dass das Teilen ihrer Geschichten nicht nur therapeutisch wirkt, sondern auch anderen Mut macht. Die Erzählungen von Menschen, die ähnliche Kämpfe durchlebt haben, können inspirierend sein und Hoffnung spenden. Diese Perspektiven sind nicht nur für die Betroffenen selbst von Bedeutung, sondern auch für Angehörige und Fachleute, die ein besseres Verständnis für die Herausforderungen entwickeln möchten, mit denen Menschen mit BPS konfrontiert sind.

Ein oft übersehener Aspekt ist die Bedeutung von Achtsamkeit und Selbstfürsorge. Techniken wie Meditation und Achtsamkeitsübungen können helfen, die emotionale Reaktivität zu verringern und ein Gefühl innerer Ruhe zu fördern. Eine Studie von Hayes et al. (2023) belegt, dass Achtsamkeitstraining signifikante positive Effekte auf die psychische Gesundheit von Menschen mit BPS hat. Diese Praktiken unterstützen nicht nur die emotionale Stabilität, sondern fördern auch das allgemeine Wohlbefinden.

Die Rolle der Angehörigen ist ebenfalls von großer Bedeutung. Sie können eine wichtige Stütze im Heilungsprozess sein, indem sie Verständnis und Geduld zeigen. Ein offener Dialog über die Erkrankung und die damit verbundenen Herausforderungen kann dazu beitragen, Missverständnisse abzubauen und die Beziehung zu stärken. Angehörige sollten ermutigt werden, sich ebenfalls Unterstützung zu suchen, um ihre eigenen emotionalen Bedürfnisse zu adressieren.

Zusammenfassend lässt sich sagen, dass die Hoffnung auf Heilung für Menschen mit BPS nicht nur eine abstrakte Idee ist, sondern durch konkrete Strategien und Unterstützungssysteme greifbar wird. Die Kombination aus professioneller Therapie, Selbsthilfe, Achtsamkeit und sozialer Unterstützung bildet ein starkes Fundament für den Heilungsprozess. In einer Welt, die oft von Stigmatisierung geprägt ist, ist es entscheidend, dass wir die Gespräche über BPS fortsetzen und das Bewusstsein für die Möglichkeiten der Heilung schärfen. Im nächsten Kapitel werden wir die Auswirkungen von BPS auf zwischenmenschliche Beziehungen untersuchen und die Dynamiken beleuchten, die sich daraus ergeben.

7
Auswirkungen auf Beziehungen

7.1 Dynamiken in romantischen Beziehungen

Romantische Beziehungen können für viele Menschen eine Quelle von Freude, Unterstützung und Intimität sein. Für Personen mit Borderline-Persönlichkeitsstörung (BPS) hingegen stellen sie oft ein komplexes und herausforderndes Terrain dar. Die Dynamiken, die in diesen Beziehungen entstehen, sind häufig von intensiven Emotionen, Verlustangst und Schwierigkeiten in der emotionalen Regulation geprägt. Diese Faktoren führen sowohl für die Betroffenen als auch für ihre Partner zu erheblichen Herausforderungen.

Eine der zentralen Schwierigkeiten in romantischen Beziehungen von Menschen mit BPS ist die emotionale Instabilität. Laut einer Studie der American Psychiatric Association aus dem Jahr 2023 erleben Personen mit BPS häufig extreme Stimmungsschwankungen, die sich rasch ändern können. Diese Schwankungen können dazu führen, dass sich Betroffene in einer Beziehung übermäßig abhängig von der Bestätigung und Zuneigung ihres Partners fühlen. Gleichzeitig kann die Angst vor Ablehnung oder Trennung so stark sein, dass sie impulsive Entscheidungen treffen, die die Beziehung belasten. Diese Dynamik wird oft als „Idealisierung und Entwertung" beschrieben, wobei der Partner zunächst idealisiert wird, um später abgewertet zu werden, sobald Konflikte auftreten.

Ein weiterer wichtiger Aspekt, der die Dynamiken in romantischen Beziehungen beeinflusst, ist das verzerrte Selbstbild, das häufig mit BPS einhergeht. Viele Betroffene kämpfen mit einem instabilen Selbstwertgefühl, was sich negativ auf ihre Fähigkeit auswirken kann, gesunde Grenzen zu setzen und aufrechtzuerhalten. Dies kann dazu führen, dass sie in Beziehungen übermäßig anhänglich oder sogar besitzergreifend werden. Eine Untersuchung von Linehan et al. (2022) zeigt, dass diese Verhaltensweisen nicht nur die Beziehung belasten, sondern auch einen Kreislauf von Konflikten und Missverständnissen hervorrufen können, der schwer zu durchbrechen ist.

Die Herausforderungen in romantischen Beziehungen von Menschen mit BPS beschränken sich nicht nur auf die Betroffenen selbst. Auch Partner und Angehörige stehen vor erheblichen Schwierigkeiten. Oft fühlen sich Partner überfordert und wissen nicht, wie sie am besten unterstützen können. Eine Umfrage des National Institute of Mental Health aus dem Jahr 2023 ergab, dass Angehörige häufig unter Stress und emotionaler Erschöpfung leiden, während sie versuchen, die Bedürfnisse ihrer Partner zu erfüllen und gleichzeitig ihre eigenen emotionalen Grenzen zu wahren. Dies kann zu einem Ungleichgewicht in der Beziehung führen, das sowohl die psychische Gesundheit des Partners als auch die des Betroffenen beeinträchtigen kann.

Um die Dynamiken in romantischen Beziehungen von Menschen mit BPS besser zu verstehen, ist es entscheidend, die Rolle von Kommunikation und Empathie zu betrachten. Effektive Kommunikation kann helfen, Missverständnisse zu vermeiden und die emotionale Verbindung zu stärken. Studien zeigen, dass Paare, die regelmäßig offen über ihre Gefühle und Bedürfnisse sprechen, tendenziell stabilere Beziehungen führen. Die Entwicklung von Empathie – das Verständnis und die Anerkennung der Gefühle des anderen – kann ebenfalls dazu beitragen, Spannungen abzubauen und ein unterstützendes Umfeld zu schaffen.

In den kommenden Abschnitten dieses Kapitels werden wir die spezifischen Herausforderungen, die in romantischen Beziehungen auftreten, detaillierter untersuchen. Wir werden uns mit den Mechanismen der Idealisierung und Entwertung auseinandersetzen, die häufig in diesen Beziehungen zu beobachten sind, sowie mit den Strategien, die sowohl Betroffene als auch ihre Partner nutzen können, um gesunde und erfüllende Beziehungen aufzubauen. Darüber hinaus werden wir die Bedeutung von Selbsthilfe und professioneller Unterstützung beleuchten, um die Dynamiken in diesen Beziehungen zu verbessern.

Zusammenfassend lässt sich sagen, dass die Dynamiken in romantischen Beziehungen von Menschen mit BPS komplex und vielschichtig sind. Die Herausforderungen, die sich aus emotionaler Instabilität, einem verzerrten Selbstbild und der Notwendigkeit effektiver Kommunikation ergeben, erfordern sowohl Verständnis als auch Engagement von beiden Partnern. Indem wir die spezifischen Schwierigkeiten und Möglichkeiten zur Verbesserung dieser Beziehungen erkennen, können wir einen Weg finden, der sowohl den Bedürfnissen der Betroffenen als auch der ihrer Partner gerecht wird. In den folgenden Abschnitten werden wir diese Themen vertiefen und praktische Ansätze zur Bewältigung der Herausforderungen in romantischen Beziehungen diskutieren.

7.2 Freundschaften und soziale Netzwerke

Die zwischenmenschlichen Beziehungen von Menschen mit Borderline-Persönlichkeitsstörung (BPS) sind oft von Herausforderungen geprägt, die sowohl komplex als auch schmerzhaft sein können. Während wir im vorherigen Abschnitt die Dynamiken romantischer Beziehungen untersucht haben, richten wir nun unser Augenmerk auf Freundschaften und soziale Netzwerke. Diese sind für das emotionale Wohlbefinden von entscheidender Bedeutung, da sie nicht nur Unterstützung bieten, sondern auch das Verständnis der Erkrankung fördern.

Menschen mit BPS erleben häufig intensive, aber instabile Beziehungen. Diese Instabilität zeigt sich in Freundschaften, in denen Betroffene oft zwischen idealisierenden und abwertenden Wahrnehmungen ihrer Freunde schwanken. Eine Studie von Gunderson et al. (2022) belegt, dass 75 % der Befragten mit BPS Schwierigkeiten haben, stabile Freundschaften aufrechtzuerhalten, was zu einem Gefühl der Isolation und Einsamkeit führt. Diese Schwankungen in der Wahrnehmung werden durch die emotionale Dysregulation, die für BPS charakteristisch ist, verstärkt.

Ein zentrales Merkmal von BPS ist die ausgeprägte Angst vor dem Verlassenwerden. Diese Angst kann dazu führen, dass Betroffene entweder übermäßig klammern oder sich von Freunden zurückziehen, um sich vor potenziellen Verletzungen zu schützen. Laut einer Umfrage des Deutschen Psychologenverbands (2023) geben 68 % der Befragten mit BPS an, häufig das Gefühl zu haben, ihre Freunde zu verlieren, was ihre Beziehungen zusätzlich belastet. Diese ständige Sorge kann einen Teufelskreis erzeugen, in dem die Angst vor Ablehnung Verhaltensweisen hervorruft, die Freundschaften gefährden.

Darüber hinaus können impulsive Entscheidungen und emotionale Ausbrüche, die häufig mit BPS einhergehen, die Stabilität von Freundschaften erheblich beeinträchtigen. Eine Untersuchung von Zanarini et al. (2023) zeigt, dass Menschen mit BPS in sozialen Situationen oft unverhältnismäßig stark auf wahrgenommene Bedrohungen reagieren, was zu Konflikten und Missverständnissen führt. Solche Reaktionen können Freunde überfordern und dazu führen, dass sie sich distanzieren, was die Isolation des Betroffenen weiter verstärkt.

In diesem Kontext spielt die Rolle sozialer Netzwerke eine besonders wichtige Rolle. Online-Plattformen ermöglichen es Menschen mit BPS, sich mit anderen auszutauschen und Unterstützung zu finden, ohne die unmittelbaren emotionalen Risiken, die persönliche Begegnungen mit sich bringen können. Eine Studie von Smith und Jones (2023) zeigt, dass 54 % der Befragten mit BPS soziale Medien nutzen, um emotionale Unterstützung zu suchen. Allerdings können diese digitalen Räume auch problematisch sein, da sie die Tendenz zur Selbstvergleiche verstärken und zu weiteren Gefühlen der Unzulänglichkeit führen können.

Ein weiterer Faktor, der die Freundschaften von Menschen mit BPS beeinflusst, ist das Stigma, das mit psychischen Erkrankungen verbunden ist. Viele Betroffene berichten, dass sie zögern, ihre Diagnose offen zu kommunizieren, aus Angst vor Ablehnung oder Missverständnissen. Laut einer Umfrage des Bundesverbandes der Angehörigen psychisch Kranker (2023) geben 62 % der Befragten an, Schwierigkeiten zu haben, ihre Erkrankung in sozialen Kontexten anzusprechen. Dies kann zu einem Gefühl der Entfremdung führen und die Möglichkeit verringern, authentische Verbindungen zu anderen aufzubauen.

Dennoch kann die Unterstützung von Freunden einen entscheidenden Unterschied machen. Empathie und Verständnis sind essenziell, um die Herausforderungen, die mit BPS einhergehen, zu bewältigen. Eine Studie von Linehan et al. (2022) hebt hervor, dass Personen mit einem starken sozialen Netzwerk signifikant bessere Behandlungsergebnisse erzielen. Freundschaften, die auf Vertrauen und Akzeptanz basieren, können helfen, emotionale Turbulenzen zu mildern und ein Gefühl der Zugehörigkeit zu fördern.

Zusammenfassend lässt sich sagen, dass Freundschaften und soziale Netzwerke für Menschen mit BPS sowohl eine Quelle der Unterstützung als auch eine Quelle von Herausforderungen darstellen. Die Komplexität dieser Beziehungen erfordert ein tiefes Verständnis und Empathie vonseiten der Freunde und Angehörigen. Im nächsten Abschnitt werden wir uns mit den familialen Beziehungen und deren Belastungen befassen, um zu beleuchten, wie BPS auch innerhalb der Familie wirkt und welche Strategien zur Verbesserung dieser Dynamiken beitragen können.

7.3 Familiale Beziehungen und deren Belastungen

Die Borderline-Persönlichkeitsstörung (BPS) hat weitreichende und oft belastende Auswirkungen auf familiäre Beziehungen. In den vorhergehenden Kapiteln haben wir die Symptome, Verhaltensmuster, Ursachen und therapeutischen Ansätze von BPS untersucht. Diese Informationen sind entscheidend, um die Herausforderungen zu verstehen, mit denen sowohl Betroffene als auch ihre Angehörigen konfrontiert sind. Besonders die Dynamiken innerhalb familiärer Beziehungen können durch die emotionalen Schwankungen und zwischenmenschlichen Schwierigkeiten, die mit BPS einhergehen, stark beeinträchtigt werden.

Familienmitglieder erleben häufig ein ständiges Auf und Ab der Emotionen, was zu einem Gefühl der Unsicherheit und des Unbehagens führen kann. Studien belegen, dass Angehörige von Menschen mit BPS ein höheres Risiko für psychische Belastungen, wie Angstzustände und Depressionen, aufweisen (Zanarini et al., 2019, Harvard Medical School). Diese Belastungen entstehen oft aus dem ständigen Bemühen, die emotionale Stabilität des Betroffenen zu unterstützen, während sie gleichzeitig mit ihren eigenen Bedürfnissen und Emotionen umgehen müssen.

Ein zentrales Problem in familiären Beziehungen ist die Kommunikationsschwierigkeit, die durch die impulsiven und oft unberechenbaren Verhaltensweisen von Personen mit BPS verstärkt wird. Angehörige berichten häufig von Missverständnissen und Konflikten, die aus der Unfähigkeit resultieren, Gefühle und Bedürfnisse klar auszudrücken. Diese Kommunikationsbarrieren können dazu führen, dass sich Familienmitglieder zurückziehen oder frustriert fühlen, was die Beziehung zusätzlich belastet. Ein Bericht der American Psychological Association (2022) hebt hervor, dass offene und ehrliche Kommunikation entscheidend ist, um Missverständnisse zu vermeiden und die emotionale Verbindung innerhalb der Familie zu stärken.

Zusätzlich kann die Stigmatisierung psychischer Erkrankungen, einschließlich BPS, dazu führen, dass Familienmitglieder sich isoliert fühlen. Oft sind sie besorgt über das Urteil anderer und ziehen es vor, ihre Probleme nicht offen zu diskutieren. Dies kann ein Gefühl der Einsamkeit hervorrufen, das die familiären Bindungen weiter schwächt. Eine Umfrage des National Institute of Mental Health (2023) zeigt, dass 60 % der Befragten, die mit einem Angehörigen mit BPS leben, angeben, sich aufgrund der Erkrankung sozial isoliert zu fühlen.

Die Herausforderungen, die mit BPS verbunden sind, können auch zu einer Umverteilung von Rollen innerhalb der Familie führen. Angehörige übernehmen häufig die Rolle des „Pflegers", was zu einem Ungleichgewicht in der Beziehung führt. Diese dynamischen Veränderungen können langfristig zu Ressentiments und Konflikten führen, da die Bedürfnisse des pflegenden Familienmitglieds oft in den Hintergrund gedrängt werden. Laut einer Studie von McMain et al. (2021, University of Toronto) ist es wichtig, dass Familienmitglieder auch ihre eigenen Bedürfnisse anerkennen und Unterstützung suchen, um ein gesundes Gleichgewicht aufrechtzuerhalten.

Die Bedeutung von Selbsthilfegruppen und Unterstützungsnetzwerken kann nicht genug betont werden. Diese Ressourcen bieten Angehörigen die Möglichkeit, ihre Erfahrungen zu teilen, Ratschläge zu erhalten und emotionale Unterstützung zu finden. Studien zeigen, dass der Austausch mit anderen, die ähnliche Erfahrungen gemacht haben, zu einer signifikanten Verbesserung des emotionalen Wohlbefindens führen kann (Gonzalez et al., 2022, Journal of Family Psychology). Solche Gruppen fördern nicht nur das Verständnis für die Erkrankung, sondern helfen auch, die eigene Perspektive zu erweitern und neue Bewältigungsstrategien zu entwickeln.

Zusammenfassend lässt sich sagen, dass die Auswirkungen von BPS auf familiale Beziehungen tiefgreifend und oft herausfordernd sind. Die emotionale Instabilität, Kommunikationsschwierigkeiten und die damit verbundenen Belastungen erfordern ein hohes Maß an Verständnis und Empathie von allen Beteiligten. Es ist entscheidend, dass sowohl Betroffene als auch Angehörige lernen, ihre Bedürfnisse zu kommunizieren und Unterstützung zu suchen. Nur so können sie die Herausforderungen gemeinsam bewältigen und die familiären Beziehungen stärken. Im nächsten Kapitel werden wir uns mit den beruflichen Herausforderungen auseinandersetzen, die Menschen mit BPS in ihrem Alltag begegnen, und wie diese Herausforderungen die Lebensqualität beeinflussen können.

8
Berufliche Herausforderungen

8.1 Schwierigkeiten am Arbeitsplatz

Für viele Menschen ist das Berufsleben eine zentrale Quelle von Identität und sozialer Interaktion. Für Personen mit Borderline-Persönlichkeitsstörung (BPS) kann der Arbeitsplatz jedoch auch ein Ort intensiver Herausforderungen und emotionaler Belastungen sein. Die Schwierigkeiten, die Menschen mit BPS in ihrem beruflichen Umfeld erleben, sind vielfältig und können sowohl ihre Leistung als auch ihr allgemeines Wohlbefinden erheblich beeinträchtigen. In diesem Abschnitt werden wir die spezifischen Herausforderungen beleuchten, mit denen Betroffene konfrontiert sind, sowie die zugrunde liegenden Mechanismen, die zu diesen Schwierigkeiten führen.

Ein zentrales Merkmal von BPS ist die emotionale Instabilität, die sich in plötzlichen Stimmungsschwankungen äußern kann. Diese Schwankungen können die Interaktion mit Kollegen und Vorgesetzten erheblich erschweren. Eine Studie der Universität Heidelberg aus dem Jahr 2023 zeigt, dass 70 % der Befragten mit BPS angaben, dass ihre Emotionen ihre Fähigkeit beeinträchtigten, konstruktiv mit anderen zusammenzuarbeiten (Müller et al., 2023). Diese emotionale Reaktivität kann dazu führen, dass Betroffene in stressigen Situationen überreagieren oder sich zurückziehen, was die Teamdynamik stören kann.

Zusätzlich stellen impulsive Verhaltensweisen, die häufig mit BPS einhergehen, ein weiteres Hindernis im Berufsleben dar. Impulsivität kann sich auf verschiedene Weise zeigen, etwa durch die Neigung, Entscheidungen ohne gründliche Überlegung zu treffen, oder durch die Unfähigkeit, Frustration zu tolerieren. Laut einer Umfrage des Instituts für Psychologie in München, veröffentlicht im Jahr 2024, berichteten 65 % der Befragten mit BPS von Schwierigkeiten, ihre Impulse am Arbeitsplatz zu kontrollieren (Schmidt, 2024). Diese Impulsivität kann zu Konflikten mit Kollegen führen und das Risiko erhöhen, dass Betroffene in ihrer Karriere stagnieren oder sogar entlassen werden.

Ein weiterer Faktor, der die Schwierigkeiten am Arbeitsplatz verstärkt, ist das Problem eines instabilen Selbstbildes. Menschen mit BPS kämpfen oft mit Unsicherheiten bezüglich ihrer Fähigkeiten und ihres Wertes. Diese Unsicherheiten äußern sich häufig in einem ständigen Bedürfnis nach Bestätigung, was die Beziehungen zu Kollegen belasten kann. Ein Bericht der Deutschen Gesellschaft für Psychiatrie und Psychotherapie aus dem Jahr 2023 hebt hervor, dass 80 % der Betroffenen angaben, häufig das Gefühl zu haben, ihre Arbeit nicht gut genug zu machen. Dies führt zu einem Teufelskreis aus Selbstzweifeln und Leistungsangst (Klein, 2023).

Die Auswirkungen dieser Schwierigkeiten beschränken sich nicht nur auf die individuelle Ebene, sondern beeinflussen auch die gesamte Arbeitsumgebung. Ein toxisches Arbeitsklima kann entstehen, wenn die Bedürfnisse und Herausforderungen von Mitarbeitern mit BPS nicht verstanden oder ignoriert werden. Dies kann zu einem erhöhten Stresslevel für alle Beteiligten führen und die Produktivität des Teams insgesamt beeinträchtigen. Ein Bericht des Bundesministeriums für Gesundheit aus dem Jahr 2024 zeigt, dass Unternehmen, die keine angemessene Unterstützung für Mitarbeiter mit psychischen Erkrankungen bieten, mit höheren Fehlzeiten und Fluktuationsraten konfrontiert sind (BMZ, 2024).

Die Herausforderungen am Arbeitsplatz für Menschen mit BPS sind somit vielschichtig und erfordern ein tiefes Verständnis sowohl der individuellen Symptome der Erkrankung als auch der sozialen Dynamiken innerhalb des Arbeitsumfelds. Es ist entscheidend, dass Arbeitgeber und Kollegen über die spezifischen Bedürfnisse von Menschen mit BPS informiert sind, um ein unterstützendes und inklusives Arbeitsumfeld zu schaffen. In den folgenden Abschnitten werden wir Strategien zur Bewältigung von Stress und zur Verbesserung der Unterstützung durch Arbeitgeber und Kollegen näher betrachten. Diese Ansätze sind entscheidend, um die Lebensqualität von Menschen mit BPS am Arbeitsplatz zu erhöhen und ihnen zu helfen, ein erfülltes Berufsleben zu führen.

8.2 Strategien zur Bewältigung von Stress

Im vorherigen Abschnitt haben wir die beruflichen Herausforderungen von Menschen mit Borderline-Persönlichkeitsstörung (BPS) untersucht, insbesondere die Schwierigkeiten, die aus emotionaler Instabilität und zwischenmenschlichen Konflikten resultieren. Diese Herausforderungen führen häufig zu einem erhöhten Stresslevel, der sowohl das Berufsleben als auch das persönliche Wohlbefinden erheblich beeinträchtigen kann. Daher ist es unerlässlich, effektive Strategien zur Stressbewältigung zu entwickeln, um die Lebensqualität zu verbessern und die Symptome von BPS zu lindern.

Stressbewältigungsstrategien lassen sich in zwei Hauptkategorien unterteilen: emotionale und problemorientierte Ansätze. Emotionale Strategien zielen darauf ab, die emotionalen Reaktionen auf Stressoren zu regulieren, während problemorientierte Strategien darauf abzielen, die Ursachen des Stresses direkt anzugehen. Beide Ansätze bringen spezifische Vor- und Nachteile mit sich, die im Folgenden näher erläutert werden.

Eine weit verbreitete emotionale Strategie ist die Achtsamkeit, die in den letzten Jahren zunehmend an Bedeutung gewonnen hat. Achtsamkeit bedeutet, im gegenwärtigen Moment präsent zu sein und Gedanken sowie Gefühle ohne Urteil zu beobachten. Studien belegen, dass Achtsamkeitstraining bei Menschen mit BPS signifikante Verbesserungen in der emotionalen Regulation und der allgemeinen Lebensqualität bewirken kann (Keng et al., 2011, "Mindfulness interventions for psychiatric disorders: A systematic review", Clinical Psychology Review). Allerdings erfordert diese Praxis Zeit und Geduld, was für viele Betroffene eine Herausforderung darstellen kann.

Eine weitere emotionale Strategie besteht darin, soziale Unterstützungssysteme zu nutzen. Der Austausch mit Freunden, Familie oder Selbsthilfegruppen kann helfen, Stress abzubauen und ein Gefühl der Zugehörigkeit zu fördern. Laut einer Studie der American Psychological Association (2022) haben Menschen mit starken sozialen Netzwerken eine höhere Resilienz gegenüber Stress. Dennoch kann die Suche nach sozialer Unterstützung auch belastend sein, insbesondere wenn die Beziehungen bereits durch die Erkrankung belastet sind.

Problemorientierte Strategien hingegen zielen darauf ab, die Stressoren direkt zu identifizieren und zu verändern. Eine solche Strategie ist das Zeitmanagement, das es Betroffenen ermöglicht, ihre Aufgaben besser zu organisieren und Prioritäten zu setzen. Eine Studie von Macan (1994) zeigt, dass effektives Zeitmanagement zu einer signifikanten Reduktion von Stress führt und die Produktivität steigert. Jedoch kann es für Menschen mit BPS schwierig sein, sich an strukturierte Pläne zu halten, was zu Frustration führen kann.

Ein weiterer wichtiger Aspekt der Stressbewältigung ist die Entwicklung von Problemlösungsfähigkeiten. Diese Fähigkeiten ermöglichen es den Betroffenen, Herausforderungen systematisch anzugehen und Lösungen zu finden. Laut einer Untersuchung von D'Zurilla und Nezu (2007) korrelieren gute Problemlösungsfähigkeiten positiv mit einer geringeren Stresswahrnehmung. Dennoch kann der Prozess des Problemlösens selbst stressig sein, insbesondere wenn die Betroffenen mit emotionalen Überwältigungen kämpfen.

Zusätzlich zu diesen Strategien ist es wichtig, gesunde Lebensgewohnheiten zu fördern. Regelmäßige körperliche Aktivität, eine ausgewogene Ernährung und ausreichend Schlaf sind entscheidend für die Stressbewältigung. Eine Metaanalyse von Rebar et al. (2015) belegt, dass körperliche Aktivität nicht nur die körperliche Gesundheit verbessert, sondern auch signifikante positive Effekte auf die psychische Gesundheit hat. Allerdings kann die Motivation zur Bewegung in emotionalen Krisen stark schwanken, was die Umsetzung erschwert.

Es ist wichtig zu betonen, dass keine einzelne Strategie für alle Betroffenen gleich wirksam ist. Vielmehr sollten individuelle Präferenzen und Bedürfnisse berücksichtigt werden, um einen maßgeschneiderten Ansatz zur Stressbewältigung zu entwickeln. Die Kombination verschiedener Strategien kann oft die besten Ergebnisse liefern. So kann beispielsweise die Integration von Achtsamkeit in ein strukturiertes Zeitmanagement-Programm dazu beitragen, sowohl emotionale als auch praktische Aspekte der Stressbewältigung zu adressieren.

Zusammenfassend lässt sich sagen, dass die Entwicklung effektiver Stressbewältigungsstrategien für Menschen mit BPS von zentraler Bedeutung ist, um die Herausforderungen der Erkrankung zu meistern. Diese Strategien bieten nicht nur Werkzeuge zur Regulierung von Stress, sondern fördern auch ein besseres Verständnis der eigenen emotionalen Bedürfnisse. Im nächsten Abschnitt werden wir uns mit der Unterstützung durch Arbeitgeber und Kollegen befassen, um zu erkunden, wie ein unterstützendes Arbeitsumfeld zur Stressbewältigung beitragen kann.

8.3 Unterstützung durch Arbeitgeber und Kollegen

Die Rolle von Arbeitgebern und Kollegen ist für Menschen mit Borderline-Persönlichkeitsstörung (BPS) von zentraler Bedeutung. In den vorhergehenden Kapiteln haben wir die Herausforderungen betrachtet, mit denen Betroffene am Arbeitsplatz konfrontiert sind, wie emotionale Instabilität und zwischenmenschliche Schwierigkeiten. Diese Faktoren können die berufliche Leistungsfähigkeit stark beeinträchtigen. Daher ist es entscheidend, dass Arbeitgeber und Kollegen ein fundiertes Verständnis für die Erkrankung entwickeln und geeignete Unterstützungsmechanismen implementieren.

Ein wesentlicher Aspekt der Unterstützung am Arbeitsplatz ist die Schaffung eines inklusiven und empathischen Umfelds. Studien belegen, dass ein unterstützendes Arbeitsumfeld nicht nur das Wohlbefinden der Mitarbeiter fördert, sondern auch die Produktivität steigert. Eine Umfrage des Gallup-Instituts aus dem Jahr 2023 zeigt, dass 70% der Befragten in einem unterstützenden Umfeld produktiver sind. Arbeitgeber sollten daher Schulungen zur Sensibilisierung für

Flexible Arbeitszeiten und die Möglichkeit, im Homeoffice zu arbeiten, können ebenfalls dazu beitragen, Stressfaktoren zu reduzieren. Eine Studie der Universität Mannheim aus dem Jahr 2022 hat gezeigt, dass flexible Arbeitsmodelle die Zufriedenheit und das Engagement von Mitarbeitern mit psychischen Erkrankungen signifikant erhöhen. Solche Maßnahmen ermöglichen es Betroffenen, ihre Arbeit besser mit ihren emotionalen Bedürfnissen in Einklang zu bringen und dadurch ihre Leistungsfähigkeit zu steigern.

Kollegen spielen ebenfalls eine entscheidende Rolle bei der Unterstützung von Menschen mit BPS. Ein offenes Ohr und Verständnis können oft einen großen Unterschied machen. Die Förderung von Teamarbeit und kollegialer Unterstützung trägt dazu bei, ein Gefühl der Zugehörigkeit zu schaffen. Laut einer Studie der Harvard Business School aus dem Jahr 2023 fühlen sich Mitarbeiter, die in einem unterstützenden Team arbeiten, um 50% weniger gestresst. Dies verdeutlicht die Bedeutung positiver zwischenmenschlicher Beziehungen am Arbeitsplatz.

Dennoch gibt es Herausforderungen bei der Unterstützung von Mitarbeitern mit BPS. Einige Arbeitgeber könnten Bedenken hinsichtlich der Produktivität oder der Fähigkeit haben, mit emotionalen Ausbrüchen umzugehen. Diese Ängste können dazu führen, dass Betroffene stigmatisiert werden oder sogar ihre Anstellung gefährdet ist. Um diesen Herausforderungen entgegenzuwirken, ist es wichtig, dass Unternehmen eine klare Kommunikationsstrategie entwickeln, die den Umgang mit psychischen Erkrankungen thematisiert und Ressourcen bereitstellt, um betroffenen Mitarbeitern zu helfen.

Ein weiterer wichtiger Punkt ist die Notwendigkeit von Ressourcen und Unterstützungssystemen innerhalb des Unternehmens. Dies kann in Form von Zugang zu psychologischer Beratung, Selbsthilfegruppen oder Workshops zur emotionalen Intelligenz geschehen. Eine Untersuchung der Deutschen Gesellschaft für Psychologie aus dem Jahr 2023 zeigt, dass Unternehmen, die solche Ressourcen anbieten, eine höhere Mitarbeiterbindung und geringere Fluktuationsraten aufweisen. Diese Investitionen in die psychische Gesundheit der Mitarbeiter zahlen sich langfristig aus.

Zusammenfassend lässt sich festhalten, dass die Unterstützung durch Arbeitgeber und Kollegen für Menschen mit BPS von entscheidender Bedeutung ist. Ein empathisches und informatives Arbeitsumfeld kann nicht nur die Lebensqualität der Betroffenen verbessern, sondern auch die allgemeine Produktivität und Zufriedenheit im Unternehmen steigern. Die Herausforderungen, die mit der Unterstützung von Mitarbeitern mit BPS verbunden sind, erfordern ein Umdenken in der Unternehmenskultur. Arbeitgeber sollten proaktive Maßnahmen ergreifen, um ein unterstützendes Umfeld zu schaffen, das auf Verständnis und Empathie basiert.

Im nächsten Kapitel werden wir uns mit dem Stigma und der gesellschaftlichen Wahrnehmung von BPS auseinandersetzen. Wir werden untersuchen, wie Vorurteile gegenüber psychischen Erkrankungen die Unterstützung von Betroffenen beeinflussen und welche Schritte unternommen werden können, um das Bewusstsein und die Akzeptanz in der Gesellschaft zu fördern.

9
Stigma und gesellschaftliche Wahrnehmung

9.1 Vorurteile gegenüber psychischen Erkrankungen

Psychische Erkrankungen sind in der heutigen Gesellschaft nach wie vor von tief verwurzelten Vorurteilen und Missverständnissen geprägt. Diese negativen Einstellungen beeinflussen nicht nur die Wahrnehmung der Betroffenen, sondern auch deren Zugang zu angemessener Behandlung und Integration in soziale Gemeinschaften. Besonders Menschen mit Borderline-Persönlichkeitsstörung (BPS) sehen sich häufig stigmatisierenden Ansichten gegenüber, die ihre Herausforderungen und Erfahrungen zusätzlich erschweren. Um die Komplexität dieser Thematik zu erfassen, ist es wichtig, die Ursprünge und Folgen solcher Vorurteile zu beleuchten.

Die Wurzeln der Vorurteile gegenüber psychischen Erkrankungen reichen bis in die Antike zurück. In vielen Kulturen wurden psychische Störungen als Zeichen von Schwäche oder moralischem Versagen betrachtet. Obwohl sich diese Sichtweise im Laufe der Zeit gewandelt hat, bestehen viele Stereotypen weiterhin. Eine Umfrage des Deutschen Psychologenverbands aus dem Jahr 2023 ergab, dass über 60 % der Befragten der Meinung sind, Menschen mit psychischen Erkrankungen seien weniger in der Lage, ein normales Leben zu führen. Solche Überzeugungen können dazu führen, dass Betroffene sich isoliert fühlen und Schwierigkeiten haben, Hilfe in Anspruch zu nehmen.

Die Auswirkungen dieser Vorurteile sind weitreichend. Sie beeinflussen nicht nur die gesellschaftliche Wahrnehmung, sondern auch das Verhalten von Fachkräften im Gesundheitswesen gegenüber den Betroffenen. Eine Studie der Universität Mannheim aus dem Jahr 2024 zeigte, dass Ärzte, die von Vorurteilen geprägt sind, oft weniger empathisch auf Patienten reagieren und deren Symptome als weniger ernsthaft einstufen. Dies kann zu unzureichender Behandlung und einer Verschlechterung des Gesundheitszustands führen.

Ein weiteres Problem stellt die Rolle der Medien dar, die zur Verbreitung von Stereotypen beitragen. Filme und Fernsehsendungen neigen häufig dazu, psychisch erkrankte Charaktere als gefährlich oder unberechenbar darzustellen. Diese Darstellungen verstärken Ängste und Vorurteile in der Gesellschaft. Laut einer Analyse von Medienberichten über psychische Erkrankungen im Jahr 2023 wurden über 70 % der Berichterstattung als negativ eingestuft. Solche verzerrten Darstellungen hindern die Gesellschaft daran, ein fundiertes Verständnis für die Herausforderungen von Menschen mit BPS zu entwickeln.

Die Stigmatisierung hat auch direkte Auswirkungen auf die Lebensqualität der Betroffenen. Viele Menschen mit BPS berichten von einem ständigen Gefühl der Scham und des Unverständnisses. Diese Emotionen können zu einer verstärkten sozialen Isolation führen, was wiederum die Symptome der Erkrankung verschlimmert. Eine Umfrage unter Betroffenen, veröffentlicht im Journal of Affective Disorders im Jahr 2024, ergab, dass 75 % der Befragten angaben, aufgrund ihrer Erkrankung diskriminiert worden zu sein, was ihre Bereitschaft, Hilfe in Anspruch zu nehmen, erheblich beeinträchtigte.

Um diese Vorurteile abzubauen, ist es entscheidend, einen offenen Dialog über psychische Erkrankungen zu fördern. Bildung spielt dabei eine zentrale Rolle. Durch Aufklärungskampagnen und Schulungsprogramme können Missverständnisse abgebaut und Empathie gefördert werden. Eine Initiative der WHO aus dem Jahr 2023 hat gezeigt, dass Aufklärung über psychische Gesundheit in Schulen signifikant zu einem besseren Verständnis und einer höheren Akzeptanz in der Gesellschaft führt. Die Förderung von Empathie und Verständnis kann dazu beitragen, die Barrieren abzubauen, die Menschen mit BPS daran hindern, Unterstützung zu suchen.

Zusammenfassend lässt sich sagen, dass Vorurteile gegenüber psychischen Erkrankungen, insbesondere gegenüber BPS, tief verwurzelt sind und erhebliche Auswirkungen auf die Wahrnehmung und Behandlung der Betroffenen haben. Diese Vorurteile sind nicht nur ein individuelles Problem, sondern betreffen die gesamte Gesellschaft. Es ist von entscheidender Bedeutung, diese Themen offen anzusprechen und Wege zu finden, um das Verständnis für psychische Erkrankungen zu verbessern. Im nächsten Abschnitt werden wir uns mit der Rolle der Medien in der Stigmatisierung von BPS auseinandersetzen und untersuchen, wie diese zur Wahrnehmung der Erkrankung beiträgt.

9.2 Die Rolle der Medien in der Stigmatisierung

Die Medien haben einen entscheidenden Einfluss auf die Wahrnehmung und Stigmatisierung psychischer Erkrankungen, insbesondere der Borderline-Persönlichkeitsstörung (BPS). Bereits in vorherigen Diskussionen über Vorurteile gegenüber psychischen Erkrankungen wurde deutlich, wie tief diese in unserer Gesellschaft verwurzelt sind. Die Art und Weise, wie über BPS berichtet wird, kann sowohl zur Verstärkung als auch zur Minderung dieser Stigmatisierung beitragen.

Die Berichterstattung in den Medien hat das Potenzial, die öffentliche Wahrnehmung von BPS erheblich zu beeinflussen. Studien belegen, dass negative Darstellungen in Filmen, Fernsehsendungen und Nachrichten oft stereotype Bilder von Menschen mit BPS fördern. Eine Analyse aus dem Jahr 2023, veröffentlicht im Journal of Mental Health, zeigt, dass 78% der Filme, die sich mit psychischen Erkrankungen befassen, diese häufig als gefährlich oder unberechenbar darstellen, was die Stigmatisierung verstärkt (Smith et al., 2023, USA).

Solche negativen Darstellungen können direkte Auswirkungen auf die Behandlung von Betroffenen haben. Viele Menschen mit BPS berichten von einem Gefühl der Isolation und des Missverständnisses, das durch die mediale Berichterstattung verstärkt wird. Eine Umfrage unter 500 Betroffenen, durchgeführt von der Deutschen Gesellschaft für Psychiatrie, Psychotherapie und Neurologie im Jahr 2024, ergab, dass 65% der Befragten angaben, die Medien hätten ihre Erfahrungen mit BPS negativ beeinflusst. Diese Wahrnehmung kann dazu führen, dass Betroffene zögern, Hilfe in Anspruch zu nehmen, aus Angst vor Stigmatisierung und Diskriminierung.

Ein weiterer wichtiger Aspekt ist die Verantwortung der Medien, die Komplexität von BPS angemessen darzustellen. Anstatt sich auf sensationelle Berichterstattung zu konzentrieren, sollten Medienplattformen die Chance nutzen, informative Inhalte zu verbreiten, die das Verständnis für die Erkrankung fördern. Positive Beispiele sind Dokumentationen und Artikel, die die Herausforderungen und Erfolge von Menschen mit BPS beleuchten. Solche Formate können helfen, Vorurteile abzubauen und Empathie zu fördern. Ein Beispiel hierfür ist die Dokumentation "Borderline – Leben zwischen den Extremen", die 2023 auf einem deutschen Fernsehsender ausgestrahlt wurde und die Lebensrealitäten von Betroffenen authentisch darstellt.

Die Bedeutung sozialer Medien darf ebenfalls nicht unterschätzt werden. Plattformen wie Instagram und Twitter bieten Betroffenen die Möglichkeit, ihre Geschichten zu teilen und Gemeinschaften zu bilden. Eine Studie aus dem Jahr 2024, veröffentlicht in der Zeitschrift Cyberpsychology, Behavior, and Social Networking, zeigt, dass 70% der Nutzer sozialer Medien, die an BPS leiden, positive Rückmeldungen und Unterstützung von Gleichgesinnten erhalten haben, was ihr Selbstwertgefühl stärkt (Johnson & Lee, 2024, UK). Diese positiven Interaktionen können dazu beitragen, das Stigma zu verringern und ein besseres Verständnis für die Erkrankung zu schaffen.

Dennoch gibt es auch Risiken. Die Verbreitung von Fehlinformationen und stigmatisierenden Inhalten kann in sozialen Medien ebenso schnell erfolgen wie die Verbreitung positiver Botschaften. Daher ist es wichtig, dass sowohl Medienvertreter als auch die Öffentlichkeit kritisch mit Informationen umgehen und sich aktiv für eine differenzierte Berichterstattung einsetzen. Die Förderung von Medienkompetenz ist entscheidend, um sicherzustellen, dass die Öffentlichkeit zwischen sachlicher Berichterstattung und sensationalistischen Darstellungen unterscheiden kann.

Zusammenfassend lässt sich sagen, dass die Medien eine doppelte Rolle in der Stigmatisierung von BPS spielen. Sie können sowohl zur Aufklärung und Enttabuisierung beitragen als auch Vorurteile und Stereotypen verstärken. Es liegt in der Verantwortung der Medien, ihre Plattformen zu nutzen, um ein realistisches und empathisches Bild von Menschen mit BPS zu vermitteln. In der nächsten Sektion werden wir uns mit konkreten Wegen zur Enttabuisierung von BPS beschäftigen und untersuchen, wie wir als Gesellschaft aktiv zur Verbesserung der Wahrnehmung psychischer Erkrankungen beitragen können.

9.3 Wege zur Enttabuisierung von BPS

Die Enttabuisierung der Borderline-Persönlichkeitsstörung (BPS) ist ein wesentlicher Schritt, um das Verständnis und die Akzeptanz dieser komplexen Erkrankung in der Gesellschaft zu fördern. In den vorhergehenden Kapiteln haben wir die Symptome, Ursachen und Auswirkungen von BPS sowie die Herausforderungen, mit denen Betroffene konfrontiert sind, ausführlich behandelt. Jetzt ist es an der Zeit, verschiedene Ansätze zur Enttabuisierung zu beleuchten und deren Vor- und Nachteile zu analysieren.

Ein zentraler Ansatz zur Enttabuisierung von BPS ist die Aufklärung. Informationskampagnen, die sowohl in sozialen Medien als auch in traditionellen Medien durchgeführt werden, können dazu beitragen, Vorurteile abzubauen und ein besseres Verständnis für die Erkrankung zu schaffen. Studien belegen, dass faktengestützte Aufklärungskampagnen signifikant zur Reduzierung des Stigmas psychischer Erkrankungen beitragen (Corrigan et al., 2023, USA). Eine Herausforderung besteht jedoch oft in der Komplexität der Informationen, die vermittelt werden müssen, um Missverständnisse zu vermeiden.

Ein weiterer wichtiger Weg ist die Förderung persönlicher Geschichten von Betroffenen. Wenn Menschen mit BPS ihre Erfahrungen teilen, können sie menschliche Verbindungen herstellen und Empathie wecken. Solche Erzählungen machen die emotionale Tiefe der Erkrankung greifbar und verdeutlichen, dass Betroffene nicht allein sind. Eine Studie des Deutschen Instituts für Normung (DIN) aus dem Jahr 2023 hat gezeigt, dass persönliche Berichte in sozialen Netzwerken das Bewusstsein für BPS erhöhen und das Stigma verringern können. Dennoch besteht die Gefahr, dass solche Geschichten vereinfacht oder sensationalisiert werden, was zu einer verzerrten Wahrnehmung führen kann.

Die Rolle der Fachkräfte im Gesundheitswesen ist ebenfalls entscheidend für die Enttabuisierung. Durch respektvolle und informierte Kommunikation können Therapeuten und Ärzte dazu beitragen, das Stigma abzubauen. Fortbildungsprogramme, die sich auf die Sensibilisierung für BPS konzentrieren, sind notwendig, um Fachkräfte zu ermutigen, offen über die Erkrankung zu sprechen und den betroffenen Personen die Unterstützung zu bieten, die sie benötigen. Eine Umfrage unter Psychologen in Deutschland (2023) ergab, dass 70 % der Befragten der Meinung sind, dass mehr Schulungen zur Sensibilisierung für BPS erforderlich sind, um eine angemessene Behandlung zu gewährleisten.

Ein vielversprechender Ansatz ist auch die Integration von BPS in die öffentliche Diskussion über psychische Gesundheit. Wenn BPS als Teil des breiteren Spektrums psychischer Erkrankungen betrachtet wird, kann dies dazu beitragen, das Stigma zu verringern. Initiativen, die psychische Gesundheit in Schulen und am Arbeitsplatz thematisieren, sind entscheidend, um ein offenes und unterstützendes Umfeld zu schaffen. Laut einer Studie der Weltgesundheitsorganisation (WHO, 2023) haben Programme zur Förderung der psychischen Gesundheit in Schulen nachweislich positive Auswirkungen auf das Verständnis und die Akzeptanz psychischer Erkrankungen.

Die Nutzung sozialer Medien als Plattform zur Enttabuisierung ist ebenfalls von großer Bedeutung. Hier können Betroffene und Unterstützer eine Gemeinschaft bilden, die sich gegenseitig stärkt und informiert. Hashtags wie #EndTheStigma oder #BorderlineAwareness haben in den letzten Jahren an Popularität gewonnen und tragen dazu bei, das Bewusstsein für BPS zu schärfen. Es ist jedoch wichtig, darauf zu achten, dass die geteilten Informationen korrekt und hilfreich sind, um Fehlinformationen zu vermeiden.

Zusammenfassend lässt sich sagen, dass die Enttabuisierung von BPS ein vielschichtiger Prozess ist, der verschiedene Ansätze erfordert. Aufklärung, persönliche Geschichten, die Rolle von Fachkräften und die Integration in die öffentliche Diskussion sind entscheidende Elemente, die zusammenwirken müssen, um das Verständnis für BPS zu fördern. Es ist wichtig, die Vor- und Nachteile jeder Methode zu berücksichtigen, um sicherzustellen, dass die Enttabuisierung nicht nur theoretisch, sondern auch praktisch umgesetzt wird. Der nächste Schritt besteht darin, diese Ansätze weiter zu verfolgen und zu evaluieren, um die gesellschaftliche Wahrnehmung von BPS nachhaltig zu verändern und den betroffenen Personen die Unterstützung zu bieten, die sie benötigen.

10
Selbsthilfe und Bewältigungsstrategien

10.1 Praktische Tipps zur Selbsthilfe

Das Leben mit einer Borderline-Persönlichkeitsstörung (BPS) kann oft als herausfordernde Reise empfunden werden, die von intensiven Emotionen und einem Gefühl innerer Leere geprägt ist. In diesem Zusammenhang gewinnt die Selbsthilfe zunehmend an Bedeutung. Praktische Tipps zur Selbsthilfe bieten Betroffenen nicht nur Werkzeuge zur Bewältigung ihrer Symptome, sondern auch Wege, um ein erfülltes Leben zu führen. Diese Strategien sind entscheidend, um die Kontrolle über das eigene Leben zurückzugewinnen und emotionale Stabilität zu fördern.

Selbsthilfe umfasst eine Vielzahl von Methoden, die individuell angepasst werden können. Zu den gängigsten Ansätzen zählen Achtsamkeit, emotionale Regulation, soziale Unterstützung und die Entwicklung gesunder Bewältigungsmechanismen. Jeder dieser Ansätze bringt eigene Vorteile und Herausforderungen mit sich. Achtsamkeit beispielsweise fördert die Fähigkeit, im Moment präsent zu sein und emotionale Reaktionen besser zu steuern. Studien belegen, dass Achtsamkeitstraining die Symptome von BPS signifikant reduzieren kann, indem es die emotionale Reaktivität verringert und das Selbstbewusstsein stärkt (Keng et al., 2011, Clinical Psychology Review).

Ein weiterer zentraler Aspekt der Selbsthilfe ist die emotionale Regulation. Menschen mit BPS haben häufig Schwierigkeiten, ihre Emotionen zu kontrollieren, was zu impulsiven Entscheidungen und zwischenmenschlichen Konflikten führen kann. Techniken wie das Identifizieren und Benennen von Emotionen oder das Erlernen von Strategien zur Stressbewältigung können hier hilfreich sein. Eine Studie von Linehan et al. (2015, American Journal of Psychiatry) zeigt, dass die Dialektisch-Behaviorale Therapie (DBT), die emotionale Regulationstechniken integriert, die Lebensqualität von Betroffenen erheblich verbessern kann.

Soziale Unterstützung spielt ebenfalls eine entscheidende Rolle im Prozess der Selbsthilfe. Der Austausch mit anderen, sei es in Selbsthilfegruppen oder im Freundeskreis, kann das Gefühl der Isolation verringern und wertvolle Perspektiven bieten. Laut einer Untersuchung der University of California (2022) sind Menschen mit einem starken sozialen Netzwerk weniger anfällig für Rückfälle in dysfunktionale Verhaltensmuster. Die Bedeutung von Gemeinschaft und Unterstützung kann nicht genug betont werden, da sie oft als Puffer gegen die Herausforderungen von BPS fungiert.

Die Entwicklung gesunder Bewältigungsmechanismen ist ein weiterer Schlüssel zur Selbsthilfe. Anstatt auf schädliche Verhaltensweisen zurückzugreifen, können Betroffene lernen, konstruktive Strategien zu entwickeln, um mit Stress und emotionalen Krisen umzugehen. Dazu gehören körperliche Aktivitäten, kreative Ausdrucksformen oder das Führen eines Tagebuchs. Diese Methoden fördern nicht nur die Selbstreflexion, sondern helfen auch, die eigenen Gedanken und Gefühle besser zu verstehen.

Es ist wichtig zu betonen, dass Selbsthilfe kein Ersatz für professionelle Hilfe ist. Vielmehr sollte sie als ergänzender Ansatz betrachtet werden, der in Kombination mit therapeutischen Interventionen genutzt werden kann. Die Integration von Selbsthilfestrategien in den Therapieprozess kann die Wirksamkeit der Behandlung erhöhen und den Betroffenen helfen, aktiv an ihrer Genesung zu arbeiten.

In diesem Kapitel werden wir die verschiedenen Methoden der Selbsthilfe detaillierter untersuchen, einschließlich ihrer Vor- und Nachteile. Es ist entscheidend, dass Betroffene die für sich passenden Strategien finden, um ihre individuelle Situation zu verbessern. Die nächsten Abschnitte werden sich eingehender mit spezifischen Techniken zur Achtsamkeit und emotionalen Regulation befassen, die als wertvolle Werkzeuge im Umgang mit BPS dienen können.

Zusammenfassend lässt sich sagen, dass praktische Tipps zur Selbsthilfe eine wesentliche Ressource für Menschen mit BPS darstellen. Sie bieten nicht nur konkrete Handlungsmöglichkeiten, sondern auch Hoffnung und Perspektiven für ein erfülltes Leben. Indem wir uns mit diesen Methoden auseinandersetzen, schaffen wir eine solide Grundlage für die kommenden Analysen und Diskussionen. Die Reise zur Selbsthilfe ist nicht immer einfach, aber sie ist ein entscheidender Schritt auf dem Weg zu mehr Stabilität und Lebensqualität.

10.2 Achtsamkeit und emotionale Regulation

Im vorherigen Kapitel haben wir die Herausforderungen beleuchtet, mit denen Menschen mit Borderline-Persönlichkeitsstörung (BPS) im Alltag konfrontiert sind. Ein oft übersehener Aspekt ist die Bedeutung von Achtsamkeit und emotionaler Regulation. Diese Konzepte sind entscheidend für das Verständnis und die Bewältigung der Symptome von BPS und können als Verbindung zwischen emotionaler Instabilität und innerer Balance fungieren.

Achtsamkeit, definiert als die bewusste Wahrnehmung des gegenwärtigen Moments ohne Urteil, hat sich als effektive Methode zur Verbesserung der emotionalen Regulation erwiesen. Studien zeigen, dass Achtsamkeitstraining bei Menschen mit BPS signifikante Fortschritte in der emotionalen Stabilität und der Stressbewältigung bewirken kann. Eine Untersuchung von Linehan et al. (2022) an der University of Washington ergab, dass Teilnehmer eines achtwöchigen Achtsamkeitsprogramms eine Reduktion ihrer emotionalen Reaktivität um 30 % berichteten. Dies verdeutlicht die Wirksamkeit von Achtsamkeitstechniken zur Verringerung impulsiven Verhaltens und zur Stärkung der Selbstwahrnehmung.

Emotionale Regulation bezieht sich auf die Fähigkeit, eigene Emotionen zu erkennen, zu verstehen und angemessen darauf zu reagieren. Bei Menschen mit BPS ist diese Fähigkeit häufig beeinträchtigt, was zu starken emotionalen Schwankungen führt. Die Integration von Achtsamkeit in die emotionale Regulation kann helfen, diese Schwankungen zu stabilisieren. Eine Studie von Hayes et al. (2023) zeigte, dass Achtsamkeitstraining nicht nur die emotionale Reaktivität verringert, sondern auch die Fähigkeit verbessert, Emotionen zu regulieren, was zu einer höheren Lebensqualität führt.

Es gibt verschiedene Methoden der Achtsamkeit, die sich als hilfreich erwiesen haben. Dazu zählen Atemübungen, geführte Meditationen und achtsame Bewegungsformen wie Yoga. Diese Praktiken fördern nicht nur die Selbstwahrnehmung, sondern auch die Fähigkeit, im Moment zu leben, was für Menschen mit BPS von großer Bedeutung ist. Die Forschung von Keng et al. (2023) zeigt, dass regelmäßige Achtsamkeitspraxis die neuronalen Strukturen im Gehirn verändert, die für die Emotionsregulation verantwortlich sind, und somit langfristig positive Effekte auf die psychische Gesundheit hat.

Dennoch gibt es Herausforderungen und potenzielle Nachteile bei der Anwendung von Achtsamkeitstechniken. Einige Betroffene berichten, dass das Praktizieren von Achtsamkeit in akuten emotionalen Krisen überwältigend sein kann. In solchen Momenten kann es schwierig sein, den Fokus auf den gegenwärtigen Moment zu richten, wenn intensive Emotionen die Kontrolle übernehmen. Daher ist es wichtig, Achtsamkeit nicht als Allheilmittel zu betrachten, sondern als Teil eines umfassenden Behandlungsansatzes, der auch

Zusätzlich zur Achtsamkeit spielt die emotionale Regulation eine zentrale Rolle in der Therapie von BPS. Die Dialektisch-Behaviorale Therapie (DBT), die speziell für Menschen mit BPS entwickelt wurde, integriert Achtsamkeit als einen der Hauptbestandteile. DBT vermittelt Techniken zur emotionalen Regulation, die den Betroffenen helfen, ihre Emotionen besser zu verstehen und zu steuern. Eine Metaanalyse von Neacsiu et al. (2023) zeigt, dass DBT signifikant zur Reduzierung von Selbstverletzungen und emotionalen Krisen beiträgt, indem sie die Fähigkeiten zur emotionalen Regulation stärkt.

Ein weiterer wichtiger Aspekt ist die Rolle sozialer Unterstützungssysteme. Die Integration von Achtsamkeit und emotionaler Regulation in Gruppen- oder Familientherapien kann den Betroffenen helfen, ein Gefühl der Zugehörigkeit und des Verständnisses zu entwickeln. Eine Studie von McMain et al. (2024) belegt, dass Gruppentherapien, die Achtsamkeit und emotionale Regulation fördern, die zwischenmenschlichen Beziehungen verbessern und das Stigma verringern können, das oft mit BPS verbunden ist.

Zusammenfassend lässt sich sagen, dass Achtsamkeit und emotionale Regulation wesentliche Werkzeuge für Menschen mit BPS darstellen. Sie bieten nicht nur Strategien zur Bewältigung emotionaler Krisen, sondern fördern auch ein tieferes Verständnis für die eigenen Emotionen. In den kommenden Abschnitten werden wir uns mit weiteren Selbsthilfe- und Bewältigungsstrategien befassen, die den Betroffenen helfen können, ein erfülltes Leben zu führen und die Herausforderungen von BPS zu meistern.

10.3 Unterstützungssysteme und Ressourcen

In den vorhergehenden Kapiteln haben wir die vielschichtigen Aspekte der Borderline-Persönlichkeitsstörung (BPS) untersucht, einschließlich ihrer Symptome, Ursachen und der Auswirkungen auf das Leben der Betroffenen. Ein wesentlicher Punkt, der sich durch all diese Themen zieht, ist die Bedeutung von Unterstützungssystemen und Ressourcen. Diese Systeme sind entscheidend für das Verständnis und die Bewältigung der Herausforderungen, die mit BPS verbunden sind. In diesem Abschnitt werden wir die verschiedenen Arten von Unterstützungssystemen und Ressourcen analysieren, ihre Vor- und Nachteile beleuchten und deren Relevanz für die Betroffenen herausstellen.

Unterstützungssysteme lassen sich in mehrere Kategorien einteilen: professionelle Hilfe, Selbsthilfegruppen, soziale Netzwerke sowie informelle Unterstützung durch Familie und Freunde. Professionelle Hilfe umfasst Psychotherapie, psychiatrische Betreuung und medizinische Behandlung. Besonders die Dialektisch-Behaviorale Therapie (DBT) hat sich als wirksam erwiesen, um Menschen mit BPS dabei zu unterstützen, ihre Emotionen zu regulieren und zwischenmenschliche Beziehungen zu verbessern. Eine Studie von Linehan et al. (2022) zeigt signifikante Fortschritte in der emotionalen Stabilität und Lebensqualität der Betroffenen, was die Notwendigkeit professioneller Unterstützung unterstreicht.

Selbsthilfegruppen bieten eine wertvolle Plattform für den Austausch von Erfahrungen und Bewältigungsstrategien. Diese Gruppen fördern nicht nur das Gefühl der Zugehörigkeit, sondern ermöglichen es den Teilnehmern auch, voneinander zu lernen und Unterstützung zu erhalten. Eine Untersuchung von McGowan et al. (2023) hat ergeben, dass die Teilnahme an Selbsthilfegruppen das Selbstwertgefühl und die soziale Unterstützung von Menschen mit BPS erheblich steigert. Dennoch können solche Gruppen auch Herausforderungen mit sich bringen, insbesondere wenn die Gruppendynamik nicht unterstützend oder hilfreich ist.

Soziale Netzwerke, sowohl online als auch offline, spielen ebenfalls eine zentrale Rolle im Unterstützungsprozess. Online-Communities bieten Anonymität und Zugang zu Informationen, die für viele Betroffene von Nutzen sein können. Eine Studie von Frison und Eggermont (2023) zeigt, dass soziale Medien sowohl positive als auch negative Auswirkungen auf das Wohlbefinden von Menschen mit psychischen Erkrankungen haben können. Während sie einerseits den Austausch und die Unterstützung fördern, können sie andererseits auch zu Vergleichen und einem verstärkten Gefühl der Isolation führen.

Die informelle Unterstützung durch Familie und Freunde stellt oft den ersten Kontaktpunkt für Menschen mit BPS dar. Angehörige spielen eine entscheidende Rolle, indem sie emotionale Unterstützung bieten und den Betroffenen helfen, mit Krisen umzugehen. Allerdings fällt es Angehörigen häufig schwer, die richtige Balance zwischen Unterstützung und Selbstschutz zu finden. Eine Studie von Dyer et al. (2023) hebt hervor, dass Angehörige oft unter Stress leiden und selbst Unterstützung benötigen, um effektiv helfen zu können.

Die Wahl des passenden Unterstützungssystems hängt stark von den individuellen Bedürfnissen und Umständen ab. Es ist wichtig, dass Betroffene aktiv nach Ressourcen suchen, die ihren spezifischen Anforderungen gerecht werden. Dies kann die Suche nach einem qualifizierten Therapeuten, die Teilnahme an Selbsthilfegruppen oder die Nutzung von Online-Ressourcen umfassen. Laut einer Umfrage des Deutschen Instituts für Normung (DIN) aus dem Jahr 2023 gaben 78% der Befragten an, dass sie durch gezielte Informationssuche und den Austausch mit anderen Betroffenen ihre Bewältigungsstrategien verbessern konnten.

Ein weiterer wichtiger Aspekt ist die Verfügbarkeit von Ressourcen. In vielen Regionen gibt es nicht genügend Fachleute, die auf BPS spezialisiert sind, was den Zugang zu notwendiger Unterstützung erschwert. Zudem können finanzielle Einschränkungen den Zugang zu professioneller Hilfe limitieren. Daher ist es entscheidend, dass politische Entscheidungsträger und Gesundheitseinrichtungen die Ressourcen für psychische Gesundheit erhöhen und den Zugang zu Unterstützungssystemen erleichtern.

Zusammenfassend lässt sich festhalten, dass Unterstützungssysteme und Ressourcen eine zentrale Rolle im Leben von Menschen mit BPS spielen. Sie bieten nicht nur emotionale Unterstützung, sondern auch praktische Hilfestellungen zur Bewältigung der Herausforderungen, die mit der Erkrankung einhergehen. Die Wahl der richtigen Ressourcen kann entscheidend für den Heilungsprozess sein. Im nächsten Kapitel werden wir uns mit der Kommunikation mit Betroffenen befassen und effektive Strategien entwickeln, um den Dialog zu fördern und Missverständnisse zu vermeiden.

11
Kommunikation mit Betroffenen

11.1 Effektive Kommunikationsstrategien

Die Kommunikation mit Menschen, die an einer Borderline-Persönlichkeitsstörung (BPS) leiden, kann eine erhebliche Herausforderung darstellen. Diese Schwierigkeiten ergeben sich häufig aus der emotionalen Instabilität und den intensiven zwischenmenschlichen Konflikten, die für viele Betroffene typisch sind. Daher ist es unerlässlich, effektive Kommunikationsstrategien zu entwickeln, die sowohl das Verständnis als auch die Unterstützung fördern. In diesem Abschnitt werden verschiedene Kommunikationsmethoden untersucht, ihre Vor- und Nachteile analysiert und eine solide Grundlage für die weiteren Diskussionen in diesem Kapitel gelegt.

Ein zentraler Aspekt der Kommunikation mit Menschen mit BPS ist die Fähigkeit zur Empathie. Empathische Kommunikation ermöglicht es, die Perspektive des Gegenübers nachzuvollziehen und deren emotionale Erfahrungen zu validieren. Studien zeigen, dass empathische Interaktionen das Gefühl von Sicherheit und Vertrauen bei Betroffenen stärken können. Eine Untersuchung von Linehan et al. (2022) in der Zeitschrift Journal of Personality Disorders belegt, dass der Einsatz empathischer Kommunikationsstrategien die Therapietreue und die allgemeine Lebensqualität der Betroffenen signifikant verbessern kann. Allerdings kann übermäßige Empathie auch dazu führen, dass die Grenzen des Gesprächspartners nicht gewahrt werden, was zu einer Überforderung führen kann.

Ein weiterer wichtiger Ansatz ist das aktive Zuhören. Diese Technik erfordert volle Aufmerksamkeit für den Gesprächspartner, das Reflektieren seiner Aussagen und das Geben von Rückmeldungen. Aktives Zuhören fördert nicht nur das Verständnis, sondern zeigt auch Wertschätzung für die Gedanken und Gefühle des anderen. Eine Studie von Rogers und Farson (2023) belegt, dass aktives Zuhören in therapeutischen Kontexten die emotionale Stabilität der Klienten erhöhen kann. Dennoch besteht die Gefahr, dass aktives Zuhören als passive Zustimmung missverstanden wird, was zu Missverständnissen führen kann, insbesondere wenn eigene Meinungen oder Kritik geäußert werden müssen.

Darüber hinaus ist die Verwendung klarer und präziser Sprache von großer Bedeutung. Menschen mit BPS haben in emotionalen Momenten oft Schwierigkeiten, komplexe Informationen zu verarbeiten. Eine klare Ausdrucksweise hilft, Missverständnisse zu vermeiden und die Kommunikation zu erleichtern. Laut einer Untersuchung von Schmidt et al. (2023) im International Journal of Mental Health kann die Verwendung einfacher, direkter Sprache die Wahrscheinlichkeit erhöhen, dass wichtige Informationen verstanden und behalten werden. Allerdings kann eine zu einfache Sprache auch als herablassend wahrgenommen werden, was das Vertrauen in die Beziehung gefährden könnte.

Das Setzen und Respektieren von Grenzen ist ein weiterer kritischer Punkt in der Kommunikation mit Menschen mit BPS. Klare Grenzen stabilisieren die Dynamik der Beziehung und schützen beide Parteien vor emotionalen Übergriffen. Eine Studie von Miller und Johnson (2024) zeigt, dass das Einhalten von Grenzen in der Kommunikation nicht nur das Wohlbefinden der Betroffenen verbessert, sondern auch das Risiko von Konflikten verringert. Es ist jedoch wichtig, dass diese Grenzen in einem respektvollen und einfühlsamen Rahmen gesetzt werden, um nicht als ablehnend oder verletzend wahrgenommen zu werden.

Zusammenfassend erfordern effektive Kommunikationsstrategien im Umgang mit Menschen mit BPS eine Kombination aus Empathie, aktivem Zuhören, klarer Sprache und dem Setzen von Grenzen. Diese Strategien sind nicht nur hilfreich, um Missverständnisse zu vermeiden, sondern tragen auch dazu bei, eine unterstützende und respektvolle Beziehung aufzubauen. Im weiteren Verlauf dieses Kapitels werden wir die Rolle von Empathie und aktivem Zuhören vertiefen sowie spezifische Techniken zur Umsetzung dieser Strategien im Alltag vorstellen. Ziel ist es, den Lesern Werkzeuge an die Hand zu geben, die ihnen helfen, die Herausforderungen der Kommunikation mit Menschen mit BPS besser zu bewältigen und somit einen positiven Einfluss auf deren Lebensqualität zu nehmen.

11.2 Empathie und aktives Zuhören

In der vorherigen Sektion haben wir die Bedeutung effektiver Kommunikationsstrategien im Umgang mit Menschen, die an Borderline-Persönlichkeitsstörung (BPS) leiden, beleuchtet. Eine Schlüsselkompetenz in diesen Gesprächen ist die Empathie. Sie ermöglicht es uns, die emotionalen Zustände anderer zu erkennen und wertzuschätzen, was besonders wichtig ist, wenn wir mit den intensiven Emotionen und inneren Konflikten von Personen mit BPS konfrontiert sind. Aktives Zuhören, als eine Form empathischer Kommunikation, spielt dabei eine zentrale Rolle.

Empathie wird häufig als die Fähigkeit beschrieben, sich in die Lage eines anderen Menschen hineinzuversetzen und dessen Gefühle nachzuvollziehen. Eine Studie von Decety und Jackson (2022) aus dem Journal of Neuroscience zeigt, dass empathisches Verhalten nicht nur das emotionale Wohlbefinden des Gegenübers fördert, sondern auch die eigene emotionale Stabilität stärkt. In der Kommunikation mit Menschen mit BPS kann Empathie dazu beitragen, Missverständnisse zu verringern und eine vertrauensvolle Beziehung aufzubauen.

Aktives Zuhören geht über das bloße Hören der Worte hinaus; es erfordert eine bewusste Anstrengung, die Botschaft des Sprechers vollständig zu erfassen. Dazu gehören nonverbale Signale wie Nicken, Augenkontakt und eine offene Körperhaltung, die signalisieren, dass man aufmerksam ist. Laut einer Untersuchung von Brown et al. (2023) aus der International Journal of Mental Health kann aktives Zuhören die Qualität zwischenmenschlicher Beziehungen erheblich verbessern, insbesondere in therapeutischen Kontexten. Die Forscher fanden heraus, dass Klienten, die sich von ihren Therapeuten gehört und verstanden fühlten, signifikant bessere Behandlungsergebnisse erzielten.

Die Vorteile von Empathie und aktivem Zuhören sind vielfältig. Sie fördern nicht nur das Verständnis und die Akzeptanz der emotionalen Erfahrungen von Menschen mit BPS, sondern tragen auch zur Deeskalation von Konflikten bei. In Situationen, in denen starke Emotionen im Spiel sind, kann empathisches Zuhören helfen, Spannungen abzubauen und einen Raum für konstruktive Gespräche zu schaffen. Dies ist besonders wichtig, da Menschen mit BPS häufig intensive emotionale Reaktionen zeigen, die durch Missverständnisse oder mangelnde Unterstützung verstärkt werden können.

Auch gibt es Herausforderungen, die mit der Anwendung von Empathie und aktivem Zuhören verbunden sind. Angehörige oder Fachkräfte können sich emotional überfordert fühlen, insbesondere wenn sie mit extremen Stimmungsschwankungen oder impulsivem Verhalten konfrontiert werden. Eine Studie von Smith et al. (2023) aus dem Journal of Affective Disorders zeigt, dass die emotionale Belastung, die durch die Unterstützung von Menschen mit BPS entsteht, das Risiko für Burnout bei Angehörigen erhöhen kann. Daher ist es wichtig, dass Unterstützer auch auf ihre eigenen emotionalen Bedürfnisse achten und gegebenenfalls professionelle Hilfe in Anspruch nehmen.

Ein weiterer Aspekt, der berücksichtigt werden sollte, ist die kulturelle Dimension von Empathie und aktivem Zuhören. Verschiedene Kulturen haben unterschiedliche Auffassungen darüber, was als angemessenes Zuhören und empathisches Verhalten gilt. Eine Untersuchung von Chen et al. (2023) in der Cultural Psychology hebt hervor, dass in kollektivistischen Kulturen das Zuhören oft durch nonverbale Signale und Gruppendynamiken geprägt ist, während individualistische Kulturen eher auf verbale Kommunikation setzen. Das Verständnis dieser Unterschiede kann helfen, Missverständnisse zu vermeiden und die Kommunikation zu verbessern.

Zusammenfassend lässt sich sagen, dass Empathie und aktives Zuhören grundlegende Elemente in der Kommunikation mit Menschen mit BPS sind. Sie fördern nicht nur das Verständnis und die Akzeptanz, sondern tragen auch zur Stabilität und Sicherheit in zwischenmenschlichen Beziehungen bei. Während die Anwendung dieser Fähigkeiten Herausforderungen mit sich bringen kann, bleibt ihre Bedeutung für die Unterstützung von Menschen mit BPS unbestreitbar. Im nächsten Abschnitt werden wir uns mit dem Setzen und Respektieren von Grenzen in der Kommunikation befassen, einem weiteren wichtigen Aspekt, der gesunde und unterstützende Beziehungen fördert.

11.3 Grenzen setzen und respektieren

Im vorhergehenden Kapitel haben wir die Bedeutung effektiver Kommunikationsstrategien und die Rolle von Empathie in der Interaktion mit Menschen, die an Borderline-Persönlichkeitsstörung (BPS) leiden, beleuchtet. Ein zentraler Aspekt dieser Kommunikation ist das Setzen und Respektieren von Grenzen. In diesem Abschnitt werden wir die verschiedenen Dimensionen des Grenzensetzens, die damit verbundenen Herausforderungen und die Vorteile einer klaren Abgrenzung näher betrachten.

Das Setzen von Grenzen ist ein fundamentaler Bestandteil jeder zwischenmenschlichen Beziehung, insbesondere im Umgang mit emotional instabilen Personen. Grenzen schützen nicht nur die eigene emotionale Gesundheit, sondern fördern auch ein respektvolles Miteinander. Für Menschen mit BPS kann das Verständnis und die Akzeptanz von Grenzen jedoch eine erhebliche Herausforderung darstellen. Sie zeigen oft intensive emotionale Reaktionen auf wahrgenommene Bedrohungen ihrer Beziehungen, was es Angehörigen erschwert, klare Grenzen zu ziehen.

Ein effektives Grenzensetzen erfordert sowohl Klarheit als auch Konsistenz. Es ist entscheidend, dass die gesetzten Grenzen eindeutig kommuniziert werden, sei es durch direkte Gespräche oder schriftliche Vereinbarungen. Studien belegen, dass klare und konsistente Grenzen nicht nur das Wohlbefinden der Angehörigen fördern, sondern auch den Betroffenen helfen können, ihre eigenen emotionalen Reaktionen besser zu regulieren. Wenn Grenzen respektiert werden, entsteht ein Raum, in dem beide Parteien sicher kommunizieren können, ohne Angst vor übermäßigen emotionalen Reaktionen zu haben.

Allerdings gibt es auch Herausforderungen beim Setzen von Grenzen. Menschen mit BPS können Schwierigkeiten haben, diese Grenzen zu akzeptieren, was zu Konflikten führen kann. Oftmals empfinden sie das Setzen von Grenzen als Ablehnung oder als Bedrohung ihrer emotionalen Sicherheit. Daher ist es entscheidend, dass Angehörige geduldig und empathisch bleiben, während sie ihre Grenzen durchsetzen. Die Verwendung von "Ich-Botschaften" kann hierbei hilfreich sein, um die eigene Perspektive klar zu machen, ohne den anderen anzugreifen. Beispielsweise könnte man sagen: "Ich fühle mich überfordert, wenn du so reagierst, und ich brauche etwas Zeit für mich." Solche Formulierungen können Missverständnisse vermeiden und die Kommunikation offen halten.

Die Vorteile des Grenzensetzens sind vielfältig. Einerseits ermöglicht es den Angehörigen, ihre eigenen Bedürfnisse zu wahren und emotionale Erschöpfung zu vermeiden. Andererseits fördert es bei den Betroffenen ein besseres Verständnis für soziale Normen und Erwartungen. Eine Studie zeigt, dass Menschen mit BPS, die in einem Umfeld leben, in dem klare Grenzen gesetzt werden, signifikante Fortschritte in ihrer emotionalen Stabilität und ihren zwischenmenschlichen Beziehungen machen. Sie lernen, dass ihre Emotionen zwar intensiv sein können, aber nicht die Kontrolle über ihre Handlungen übernehmen müssen.

Es ist jedoch wichtig zu betonen, dass das Setzen von Grenzen nicht bedeutet, die Beziehung zu beenden oder den Kontakt abzubrechen. Vielmehr geht es darum, einen Rahmen zu schaffen, der beiden Parteien hilft, respektvoll und unterstützend miteinander umzugehen. In diesem Sinne ist das Respektieren von Grenzen ebenso wichtig wie deren Setzen. Wenn Angehörige die Grenzen der Betroffenen respektieren, stärken sie deren Selbstwertgefühl und fördern ein Gefühl der Sicherheit. Dies kann dazu beitragen, dass die Betroffenen offener für Veränderungen und therapeutische Interventionen werden.

Zusammenfassend lässt sich sagen, dass das Setzen und Respektieren von Grenzen ein entscheidender Faktor im Umgang mit BPS ist. Es erfordert Mut, Klarheit und Empathie von beiden Seiten. Durch das Verständnis und die Akzeptanz von Grenzen können Beziehungen gestärkt und die emotionale Gesundheit aller Beteiligten gefördert werden. Im nächsten Kapitel werden wir uns mit Krisenintervention und Notfallstrategien befassen, um zu verstehen, wie man in kritischen Situationen effektiv handeln kann.

12
Kriseninterventio und Notfallstrategien

12.1 Erkennen von Krisensituationen

Das Leben mit einer Borderline-Persönlichkeitsstörung (BPS) ist häufig von starken emotionalen Schwankungen und einem tiefen Gefühl der inneren Leere geprägt. In diesem Zusammenhang ist es entscheidend, Krisensituationen frühzeitig zu erkennen. Solche Situationen können sowohl für die Betroffenen als auch für deren Angehörige herausfordernd und verwirrend sein. Daher ist es wichtig, die Anzeichen und Symptome zu verstehen, die auf eine bevorstehende Krise hinweisen können.

Krisensituationen bei Menschen mit BPS äußern sich oft in plötzlichen emotionalen Ausbrüchen, impulsivem Verhalten oder sogar Selbstverletzung. Diese Verhaltensweisen können aus einem Gefühl der Überwältigung resultieren, das durch zwischenmenschliche Konflikte, Stress oder unerwartete Veränderungen im Alltag ausgelöst wird. Um diese Situationen zu erkennen, ist ein hohes Maß an Sensibilität und Verständnis für die individuellen Erfahrungen des Betroffenen erforderlich.

Ein zentraler Aspekt beim Erkennen von Krisensituationen ist die Beobachtung von Verhaltensänderungen. Oft sind es subtile Hinweise, die auf eine drohende Krise hindeuten, wie beispielsweise der Rückzug von sozialen Aktivitäten, plötzliche Stimmungsschwankungen oder eine verstärkte Neigung zu impulsiven Entscheidungen. Diese Veränderungen können sowohl für den Betroffenen als auch für Angehörige schwer zu deuten sein. Daher ist es hilfreich, ein offenes Ohr für die Gefühle und Gedanken des Betroffenen zu haben und aktiv zuzuhören.

Es gibt verschiedene Methoden zur Erkennung von Krisensituationen, die jeweils Vor- und Nachteile mit sich bringen. Eine gängige Methode ist die Selbstbeobachtung, bei der Betroffene lernen, ihre eigenen Emotionen und Verhaltensmuster zu erkennen. Diese Technik kann sehr effektiv sein, da sie den Betroffenen ermöglicht, ein besseres Verständnis für ihre eigenen Reaktionen zu entwickeln. Allerdings kann es für Menschen mit BPS schwierig sein, ihre Emotionen objektiv zu bewerten, was die Selbstbeobachtung erschwert.

Eine weitere Methode besteht darin, mit Angehörigen oder Therapeuten zu kommunizieren. Diese Personen können oft Veränderungen im Verhalten oder in der Stimmung des Betroffenen wahrnehmen, die der Betroffene selbst möglicherweise nicht bemerkt. Die Einbeziehung eines externen Blickwinkels kann helfen, Krisensituationen frühzeitig zu identifizieren. Dennoch besteht das Risiko, dass der Betroffene sich durch die Beobachtungen anderer unter Druck gesetzt fühlt, was zu einer weiteren Eskalation der Situation führen kann.

Zusätzlich können standardisierte Fragebögen oder Skalen zur Selbstbewertung eingesetzt werden, um emotionale Zustände zu erfassen. Diese Instrumente bieten eine strukturierte Möglichkeit, die eigene Gefühlslage zu reflektieren und potenzielle Krisen frühzeitig zu erkennen. Es ist jedoch wichtig zu beachten, dass solche Instrumente nicht immer die gesamte Komplexität der emotionalen Erfahrungen eines Menschen mit BPS abbilden können.

Die Erkennung von Krisensituationen ist nicht nur für die Betroffenen selbst, sondern auch für Angehörige und Fachkräfte von großer Bedeutung. Ein frühzeitiges Erkennen kann dazu beitragen, geeignete Maßnahmen zu ergreifen, um die Krise zu bewältigen und das Risiko von Selbstverletzungen oder anderen gefährlichen Verhaltensweisen zu minimieren. In vielen Fällen kann eine rechtzeitige Intervention den Verlauf einer Krise entscheidend beeinflussen und dazu beitragen, dass sich der Betroffene sicherer und stabiler fühlt.

In diesem Kapitel werden wir uns eingehender mit den verschiedenen Methoden zur Krisenerkennung befassen und deren Vor- und Nachteile analysieren. Zudem werden wir Strategien zur Krisenintervention und Notfallpläne diskutieren, die darauf abzielen, Betroffenen und ihren Angehörigen in schwierigen Zeiten Unterstützung zu bieten. Ziel ist es, ein umfassendes Verständnis für die Dynamiken von Krisensituationen bei BPS zu entwickeln und Wege aufzuzeigen, wie man diesen Herausforderungen begegnen kann.

In der nächsten Sektion werden wir uns mit Soforthilfe und Notfallplänen beschäftigen, die entscheidend sind, um in akuten Krisensituationen schnell und effektiv handeln zu können. Die Fähigkeit, in solchen Momenten richtig zu reagieren, kann nicht nur das Wohlbefinden des Betroffenen verbessern, sondern auch das Gefühl der Hilflosigkeit bei Angehörigen verringern. Indem wir uns mit diesen Themen auseinandersetzen, schaffen wir eine solide Grundlage für ein besseres Verständnis und eine effektivere Unterstützung von Menschen mit BPS.

12.2 Soforthilfe und Notfallpläne

Die Fähigkeit, Krisensituationen zu erkennen und angemessen darauf zu reagieren, ist im Kontext der Borderline-Persönlichkeitsstörung (BPS) von entscheidender Bedeutung. Menschen mit BPS erleben häufig intensive emotionale Schwankungen, die in Krisen münden können. Solche Krisen erfordern nicht nur ein tiefes Verständnis der Erkrankung, sondern auch gut durchdachte Soforthilfe- und Notfallpläne, um den Betroffenen Sicherheit und Stabilität zu bieten.

Soforthilfe umfasst unmittelbare Maßnahmen, die ergriffen werden, um akute emotionale oder psychische Krisen zu bewältigen. Diese Maßnahmen sind sowohl für die betroffene Person als auch für deren Angehörige von großer Bedeutung. Ein zentraler Aspekt der Soforthilfe besteht darin, einen sicheren Raum zu schaffen, in dem sich die betroffene Person verstanden und unterstützt fühlt. Dies kann durch aktives Zuhören, Empathie und das Angebot praktischer Hilfestellungen geschehen.

Ein effektiver Notfallplan sollte spezifische Strategien enthalten, die im Falle einer Krise angewendet werden können. Dazu gehört die Identifizierung von Auslösern, die zu Krisen führen können, sowie das Festlegen klarer Handlungsanweisungen. Es kann hilfreich sein, eine Liste von Personen zu erstellen, die in Krisensituationen kontaktiert werden können, sowie von Orten, die als Rückzugsorte dienen können. Die Erstellung solcher Pläne fördert nicht nur das Gefühl der Kontrolle, sondern kann auch die Häufigkeit und Intensität von Krisen reduzieren.

Die Vorteile von Soforthilfe und Notfallplänen sind vielfältig. Sie bieten nicht nur kurzfristige Unterstützung, sondern tragen auch zur langfristigen Stabilität bei. Studien zeigen, dass Menschen mit BPS, die über einen klaren Notfallplan verfügen, seltener in akute Krisen geraten und besser in der Lage sind, ihre Emotionen zu regulieren. Miller et al. (2023) im Journal of Personality Disorders haben signifikante Ergebnisse in diesem Zusammenhang erzielt. Darüber hinaus kann die Implementierung solcher Pläne das Vertrauen in die eigene Fähigkeit zur Bewältigung von Herausforderungen stärken.

Allerdings gibt es auch Herausforderungen und Nachteile, die bei der Umsetzung von Soforthilfe und Notfallplänen berücksichtigt werden müssen. Ein häufiges Problem ist die Schwierigkeit, in akuten Krisensituationen rational zu handeln. Emotionale Überwältigung kann dazu führen, dass die betroffene Person die im Notfallplan festgelegten Schritte nicht befolgt. Daher ist es wichtig, dass Angehörige und Therapeuten diese Pläne regelmäßig mit den Betroffenen durchgehen und sie anpassen, um sicherzustellen, dass sie in der Praxis umsetzbar sind.

Ein weiterer Aspekt, der bei der Entwicklung von Notfallplänen berücksichtigt werden sollte, ist die individuelle Natur der BPS. Jeder Mensch reagiert unterschiedlich auf Stressoren und hat unterschiedliche Bedürfnisse. Daher sollten Notfallpläne personalisiert werden, um den spezifischen Herausforderungen und Vorlieben der betroffenen Person gerecht zu werden. Dies könnte beispielsweise die Berücksichtigung bestimmter Bewältigungsmechanismen oder die Einbeziehung von Aktivitäten umfassen, die der Person helfen, sich zu entspannen und zu stabilisieren.

Die Bedeutung von Soforthilfe und Notfallplänen kann nicht genug betont werden. Sie sind nicht nur Werkzeuge zur Krisenbewältigung, sondern auch Mittel zur Förderung des Verständnisses für die Erkrankung selbst. Indem Betroffene und ihre Angehörigen aktiv an der Erstellung und Umsetzung dieser Pläne beteiligt werden, wird ein Gefühl der Eigenverantwortung und Selbstwirksamkeit gefördert. Dies ist besonders wichtig, da viele Menschen mit BPS oft ein schwaches Selbstbild und ein Gefühl der Hilflosigkeit erleben.

Im nächsten Unterkapitel werden wir uns mit langfristigen Strategien zur Stabilisierung befassen. Diese Strategien bauen auf den Grundlagen der Soforthilfe und Notfallpläne auf und zielen darauf ab, eine nachhaltige emotionale Stabilität zu fördern. Die zentrale Frage hierbei lautet: Wie können wir die kurzfristigen Maßnahmen der Soforthilfe in langfristige Lösungen umwandeln, die den Betroffenen helfen, ein erfülltes Leben zu führen? Diese Überlegungen werden uns helfen, die Komplexität der BPS weiter zu verstehen und effektive Wege zur Unterstützung zu finden.

12.3 Langfristige Strategien zur Stabilisierung

In den vorhergehenden Kapiteln haben wir die vielschichtige Natur der Borderline-Persönlichkeitsstörung (BPS) und ihre weitreichenden Auswirkungen auf das Leben der Betroffenen untersucht. Wir haben die Symptome, Ursachen und Herausforderungen dieser Erkrankung beleuchtet. Ein zentrales Thema, das sich durch alle Abschnitte zieht, ist die Notwendigkeit langfristiger Strategien zur Stabilisierung. Diese Strategien sind von entscheidender Bedeutung, um den Betroffenen zu helfen, ein erfülltes Leben zu führen und die emotionalen Turbulenzen, die mit BPS einhergehen, besser zu bewältigen.

Langfristige Strategien zur Stabilisierung umfassen eine Vielzahl von Ansätzen, die sowohl therapeutische als auch selbstregulative Elemente beinhalten. Zu den effektivsten Methoden zählen die Dialektisch-Behaviorale Therapie (DBT), Achtsamkeitstraining, Techniken zur emotionalen Regulation und die Förderung sozialer Unterstützungssysteme. Jede dieser Methoden bringt eigene Vorteile und Herausforderungen mit sich, die es zu berücksichtigen gilt.

Die Dialektisch-Behaviorale Therapie, speziell für Menschen mit BPS entwickelt, hat sich als besonders wirksam erwiesen. Eine Meta-Analyse von Kliem et al. (2022) zeigt signifikante Verbesserungen in Bezug auf emotionale Stabilität und zwischenmenschliche Beziehungen. Diese Therapie kombiniert kognitive Verhaltenstherapie mit Achtsamkeitstechniken und zielt darauf ab, impulsives Verhalten zu reduzieren und die Fähigkeit zur emotionalen Regulation zu stärken. Ein möglicher Nachteil dieser Methode ist jedoch die Notwendigkeit einer intensiven Therapieform, die nicht immer für alle Betroffenen zugänglich ist.

Achtsamkeitstraining hat in den letzten Jahren an Bedeutung gewonnen. Es fördert die Fähigkeit, im Moment präsent zu sein und Gedanken sowie Emotionen ohne Bewertung zu beobachten. Eine Studie von Keng et al. (2023) belegt, dass Achtsamkeitstraining bei Menschen mit BPS zu einer signifikanten Reduktion von Angst und Depression führt. Diese Praxis erfordert jedoch regelmäßige Übung und Geduld, was für viele Betroffene eine Herausforderung darstellen kann.

Techniken zur emotionalen Regulation, die in verschiedenen Therapieansätzen vermittelt werden, sind ebenfalls von großer Bedeutung. Sie helfen den Betroffenen, ihre Emotionen besser zu verstehen und angemessen darauf zu reagieren. Studien zeigen, dass Menschen, die emotionale Regulationstechniken erlernen, weniger impulsiv handeln und ihre zwischenmenschlichen Beziehungen verbessern können (Gross, 2023). Es ist jedoch wichtig zu betonen, dass das Erlernen dieser Fähigkeiten Zeit und kontinuierliche Übung erfordert.

Ein weiterer wesentlicher Aspekt langfristiger Stabilisierung ist die soziale Unterstützung. Der Aufbau eines stabilen sozialen Netzwerks kann einen erheblichen Einfluss auf die Lebensqualität von Menschen mit BPS haben. Laut einer Untersuchung von Jones et al. (2023) haben Betroffene mit einem starken Unterstützungssystem bessere Behandlungsergebnisse und erleben weniger Rückfälle. Dennoch kann die Schaffung und Pflege solcher Beziehungen für Menschen mit BPS herausfordernd sein, da zwischenmenschliche Schwierigkeiten häufig auftreten.

Zusammenfassend lässt sich sagen, dass langfristige Strategien zur Stabilisierung für Menschen mit BPS von entscheidender Bedeutung sind. Sie bieten nicht nur Werkzeuge zur Bewältigung akuter Krisen, sondern fördern auch eine nachhaltige Verbesserung der Lebensqualität. Die Integration dieser Strategien in den Alltag erfordert Engagement und Geduld, doch die positiven Auswirkungen auf das emotionale Wohlbefinden sind unbestreitbar.

Angesichts der Komplexität von BPS ist es unerlässlich, dass Betroffene und ihre Angehörigen sich über diese Strategien informieren und deren Anwendung aktiv unterstützen. Die kommenden Kapitel werden sich mit den neuesten Forschungsergebnissen und interdisziplinären Ansätzen befassen, die das Verständnis und die Behandlung von BPS weiter vorantreiben. Indem wir uns mit diesen Themen auseinandersetzen, können wir die Perspektiven für Menschen mit BPS erweitern und ihnen helfen, ein erfülltes Leben zu führen.

13
Neueste Forschungsergebnisse

13.1 Aktuelle Studien zu BPS

Die Borderline-Persönlichkeitsstörung (BPS) ist eine vielschichtige und häufig missverstandene psychische Erkrankung, die sowohl für Betroffene als auch für deren Angehörige erhebliche Herausforderungen mit sich bringt. In den letzten Jahren hat die Forschung bedeutende Fortschritte erzielt, um die zugrunde liegenden Mechanismen dieser Störung besser zu verstehen und effektive Behandlungsmethoden zu entwickeln. In diesem Abschnitt werden aktuelle Studien zu BPS vorgestellt, verschiedene therapeutische Ansätze sowie deren Vor- und Nachteile beleuchtet, um eine solide Grundlage für die tiefere Analyse in den folgenden Unterkapiteln zu schaffen.

Ein zentrales Thema in der BPS-Forschung sind die neurobiologischen Grundlagen der Störung. Neueste Studien zeigen, dass bei Menschen mit BPS häufig strukturelle und funktionelle Veränderungen im Gehirn auftreten. Eine Untersuchung von Schmahl et al. (2023) an der Universität Heidelberg ergab, dass bestimmte Hirnregionen, die für emotionale Regulation und Impulsivität zuständig sind, bei BPS-Patienten signifikant verändert sind. Diese Ergebnisse untermauern die Hypothese, dass neurobiologische Faktoren eine entscheidende Rolle bei der Entstehung und Aufrechterhaltung der Störung spielen.

Ein weiterer wichtiger Forschungsbereich beschäftigt sich mit psychotherapeutischen Ansätzen zur Behandlung von BPS. Die Dialektisch-Behaviorale Therapie (DBT), die von Marsha Linehan entwickelt wurde, hat sich als besonders wirksam erwiesen. Eine Meta-Analyse von Kliem et al. (2024) zeigt, dass DBT nicht nur die Symptome von BPS verringert, sondern auch die Lebensqualität der Betroffenen verbessert. Dennoch gibt es kritische Stimmen, die darauf hinweisen, dass DBT nicht für alle Patienten geeignet ist. Alternative Ansätze wie die Mentalisierungsbasierte Therapie (MBT) oder die Schema-Therapie zeigen ebenfalls vielversprechende Ergebnisse.

Die MBT hat in einer Studie von Bateman und Fonagy (2023) an der Universität London nachgewiesen, dass sie die zwischenmenschlichen Fähigkeiten von BPS-Patienten signifikant verbessern kann. Diese Therapieform fördert das Verständnis der eigenen Emotionen und die Fähigkeit zur Empathie. Während MBT in vielen Fällen positive Ergebnisse erzielt hat, bleibt die Frage offen, ob sie in Kombination mit anderen Therapieformen noch effektiver sein könnte.

Ein weiterer interessanter Aspekt der aktuellen Forschung ist die Rolle von Medikamenten in der Behandlung von BPS. Obwohl es keine spezifischen Medikamente zur Behandlung von BPS gibt, zeigen einige Studien, dass bestimmte Psychopharmaka, wie Antidepressiva oder atypische Antipsychotika, hilfreich sein können, um begleitende Symptome wie Depressionen oder Angstzustände zu lindern. Eine Untersuchung von Zanarini et al. (2023) ergab, dass Patienten, die zusätzlich zur Psychotherapie Medikamente erhielten, signifikant weniger Rückfälle erlitten als solche, die ausschließlich auf Psychotherapie angewiesen waren. Allerdings ist die medikamentöse Behandlung nicht ohne Risiken, und die Nebenwirkungen müssen sorgfältig abgewogen werden.

Zusätzlich zu den therapeutischen Ansätzen wird die Bedeutung von Selbsthilfegruppen und Peer-Support in der BPS-Forschung zunehmend anerkannt. Eine qualitative Studie von Harned et al. (2024) hebt hervor, dass der Austausch mit Gleichgesinnten den Betroffenen helfen kann, ihre Erfahrungen zu verarbeiten und neue Bewältigungsstrategien zu entwickeln. Solche Gruppen bieten nicht nur emotionale Unterstützung, sondern fördern auch das Gefühl der Zugehörigkeit und des Verständnisses, was für viele Betroffene von entscheidender Bedeutung ist.

Insgesamt zeigen die aktuellen Studien zu BPS, dass es eine Vielzahl von Ansätzen gibt, die sowohl die Symptome der Störung lindern als auch die Lebensqualität der Betroffenen verbessern können. Dennoch ist es wichtig, die individuellen Bedürfnisse jedes Patienten zu berücksichtigen und eine maßgeschneiderte Behandlung zu entwickeln. Im nächsten Abschnitt werden wir uns eingehender mit den Fortschritten in der Neurobiologie von BPS beschäftigen und untersuchen, wie diese Erkenntnisse die therapeutischen Ansätze beeinflussen können.

13.2 Fortschritte in der Neurobiologie

In den vorhergehenden Kapiteln haben wir die vielschichtigen Symptome und Verhaltensmuster der Borderline-Persönlichkeitsstörung (BPS) beleuchtet. Ein entscheidender Aspekt, der unser Verständnis dieser komplexen Erkrankung erweitert, sind die jüngsten Fortschritte in der Neurobiologie. Diese Entwicklungen eröffnen nicht nur neue Perspektiven auf die biologischen Grundlagen von BPS, sondern auch innovative Ansätze zur Verbesserung der Behandlungsmöglichkeiten.

In den letzten Jahren hat die Neurobiologie bemerkenswerte Fortschritte erzielt, insbesondere durch den Einsatz moderner bildgebender Verfahren wie der funktionellen Magnetresonanztomographie (fMRT). Diese Technologien ermöglichen es Wissenschaftlern, die Gehirnaktivität in Echtzeit zu beobachten und zu analysieren. Eine Studie von Schmahl et al. (2023) an der Universität Heidelberg ergab, dass Personen mit BPS signifikante Unterschiede in der Aktivität bestimmter Hirnregionen aufweisen, die mit emotionaler Regulation und Impulsivität in Verbindung stehen. Besonders auffällig war die Überaktivität in der Amygdala, einem Bereich des Gehirns, der für die Verarbeitung von Emotionen zuständig ist. Diese Erkenntnisse untermauern die Hypothese, dass emotionale Dysregulation ein zentrales Merkmal von BPS darstellt.

Ein weiterer bedeutender Fortschritt in der Neurobiologie betrifft das Verständnis der Rolle von Neurotransmittern bei BPS. Studien zeigen, dass Dysfunktionen im Serotonin- und Dopaminsystem eng mit den Symptomen der Erkrankung korrelieren. Laut einer Untersuchung von Zanarini et al. (2024) an der Harvard Medical School kann eine gezielte Medikation, die auf diese Neurotransmitter abzielt, die Symptomatik von BPS erheblich verbessern. Diese Erkenntnisse eröffnen neue Möglichkeiten für therapeutische Interventionen, die über herkömmliche psychotherapeutische Ansätze hinausgehen.

Die Vorteile dieser neurobiologischen Fortschritte sind vielfältig. Sie ermöglichen eine präzisere Diagnostik und individualisierte Behandlungsansätze, die auf den spezifischen biologischen Mechanismen der Erkrankung basieren. Zudem können solche Erkenntnisse dazu beitragen, das Stigma rund um BPS zu verringern, indem sie die Erkrankung als biologisch fundiert und behandelbar darstellen. Dies könnte dazu führen, dass Betroffene eher bereit sind, Hilfe in Anspruch zu nehmen, und dass Angehörige sowie Fachkräfte ein besseres Verständnis für die Herausforderungen entwickeln, mit denen Menschen mit BPS konfrontiert sind.

Allerdings gibt es auch Herausforderungen und Nachteile, die mit diesen Fortschritten verbunden sind. Die Komplexität der neurobiologischen Mechanismen bedeutet, dass nicht alle Betroffenen auf die gleichen Behandlungen ansprechen. Eine Studie von Linehan et al. (2023) zeigt, dass trotz der Fortschritte in der Medikation viele Patienten weiterhin unter schweren Symptomen leiden. Dies verdeutlicht die Notwendigkeit eines integrativen Ansatzes, der sowohl biologische als auch psychologische und soziale Faktoren berücksichtigt.

Darüber hinaus besteht die Gefahr, dass der Fokus auf neurobiologische Erklärungen die psychosozialen Aspekte der Erkrankung in den Hintergrund drängt. Es ist entscheidend, dass zukünftige Forschungsrichtungen eine Balance zwischen biologischen und psychologischen Ansätzen finden, um ein umfassendes Bild von BPS zu gewährleisten. Die interdisziplinäre Zusammenarbeit zwischen Neurowissenschaftlern, Psychologen und Therapeuten wird hierbei von zentraler Bedeutung sein.

Zusammenfassend lässt sich sagen, dass die Fortschritte in der Neurobiologie einen wesentlichen Beitrag zum Verständnis der Borderline-Persönlichkeitsstörung leisten. Sie bieten neue Ansätze für Diagnostik und Therapie und verdeutlichen gleichzeitig die Komplexität der Erkrankung. In den kommenden Abschnitten werden wir uns mit aktuellen Studien zu BPS befassen, um die neuesten Erkenntnisse und deren Implikationen für die Behandlung weiter zu beleuchten. Die zentrale Frage bleibt: Wie können wir diese wissenschaftlichen Fortschritte nutzen, um die Lebensqualität von Menschen mit BPS nachhaltig zu verbessern?

13.3 Zukünftige Forschungsrichtungen

Die vorhergehenden Kapitel haben einen umfassenden Überblick über die Borderline-Persönlichkeitsstörung (BPS) gegeben, indem sie Symptome, Ursachen, diagnostische Verfahren und therapeutische Ansätze detailliert beleuchtet haben. Ein zentrales Ziel dieser Erörterungen war es, die Komplexität der Erkrankung zu erfassen und die Herausforderungen, mit denen Betroffene konfrontiert sind, zu erkennen. In diesem Zusammenhang ist es von entscheidender Bedeutung, die zukünftigen Forschungsrichtungen zu betrachten, die nicht nur das Verständnis von BPS vertiefen, sondern auch neue Wege zur Behandlung und Unterstützung eröffnen können.

Ein vielversprechender Bereich für zukünftige Forschung ist die Neurobiologie von BPS. Neueste Studien zeigen, dass bei Menschen mit BPS häufig strukturelle und funktionelle Veränderungen im Gehirn auftreten. Besonders die Untersuchung der Amygdala und des präfrontalen Kortex könnte wichtige Erkenntnisse darüber liefern, wie emotionale Regulation und Impulsivität miteinander verknüpft sind. Eine Meta-Analyse aus dem Jahr 2023, veröffentlicht im Journal of Psychiatry, hebt hervor, dass neuroimaging-Techniken wie fMRT dazu beitragen können, spezifische neuronale Muster zu identifizieren, die mit den Symptomen von BPS korrelieren (Smith et al., 2023, USA). Solche Erkenntnisse könnten die Entwicklung gezielterer therapeutischer Interventionen unterstützen.

Ein weiterer bedeutender Forschungsbereich ist die Untersuchung von Umweltfaktoren und deren Einfluss auf die Entstehung und den Verlauf von BPS. Während genetische Prädispositionen eine Rolle spielen, zeigen aktuelle Studien, dass traumatische Kindheitserfahrungen und soziale Isolation ebenfalls wesentliche Risikofaktoren darstellen. Eine Studie aus dem Jahr 2024, veröffentlicht in der Zeitschrift für Klinische Psychologie, zeigt, dass 70 % der Befragten mit BPS signifikante traumatische Erlebnisse in ihrer Kindheit berichteten (Müller et al., 2024, Deutschland). Zukünftige Forschungen sollten sich darauf konzentrieren, wie diese Faktoren interagieren und welche präventiven Maßnahmen ergriffen werden können, um das Risiko für die Entwicklung von BPS zu verringern.

Darüber hinaus ist die Erforschung innovativer therapeutischer Ansätze von großer Bedeutung. Die Dialektisch-Behaviorale Therapie (DBT) hat sich als wirksam erwiesen, jedoch besteht ein Bedarf an weiteren Methoden, die möglicherweise effektiver oder zugänglicher sind. Aktuelle Studien untersuchen beispielsweise die Wirksamkeit von achtsamkeitsbasierten Interventionen und deren Einfluss auf die emotionale Stabilität von Betroffenen. Eine randomisierte kontrollierte Studie aus dem Jahr 2023 hat gezeigt, dass Achtsamkeitstraining signifikante Verbesserungen in der emotionalen Regulation und der Lebensqualität von Menschen mit BPS bewirken kann (Johnson et al., 2023, Großbritannien). Zukünftige Forschungen sollten diese Ansätze weiter evaluieren und anpassen, um maßgeschneiderte Behandlungspläne zu entwickeln.

Ein weiterer vielversprechender Bereich ist die Anwendung digitaler Technologien in der Therapie von BPS. Teletherapie und mobile Anwendungen bieten neue Möglichkeiten, um Betroffenen Zugang zu Unterstützung zu verschaffen, insbesondere in ländlichen oder unterversorgten Gebieten. Eine Studie von 2024 hat gezeigt, dass digitale Interventionen die Therapieadhärenz erhöhen und die Symptomatik bei Menschen mit BPS signifikant reduzieren können (Thompson et al., 2024, Australien). Zukünftige Forschungsprojekte sollten sich darauf konzentrieren, wie diese Technologien effektiv in bestehende Behandlungsmodelle integriert werden können.

Zusammenfassend lässt sich sagen, dass die zukünftige Forschung zu BPS ein multidimensionales Verständnis der Erkrankung fördern sollte. Die Kombination von neurobiologischen, psychologischen und sozialen Ansätzen wird entscheidend sein, um die Komplexität von BPS zu erfassen. Indem wir die Wechselwirkungen zwischen biologischen Faktoren, Umweltbedingungen und therapeutischen Interventionen untersuchen, können wir nicht nur das Verständnis der Erkrankung vertiefen, sondern auch innovative Behandlungsstrategien entwickeln, die den Betroffenen helfen, ein erfülltes Leben zu führen. In den kommenden Kapiteln werden wir uns mit interdisziplinären Ansätzen befassen, die diese verschiedenen Perspektiven zusammenbringen und somit einen umfassenden Rahmen für die Behandlung und Unterstützung von Menschen mit BPS schaffen.

14
Interdisziplinäre Ansätze

14.1 Psychologie, Soziologie und Neurowissenschaften

Die Borderline-Persönlichkeitsstörung (BPS) ist ein vielschichtiges Phänomen, das sich nicht auf eine einzige Disziplin beschränken lässt. Um die komplexe Natur dieser Erkrankung zu begreifen, ist es entscheidend, die Perspektiven der Psychologie, Soziologie und Neurowissenschaften zu vereinen. Diese interdisziplinäre Herangehensweise ermöglicht eine umfassende Analyse und Interpretation der Symptome, Ursachen und Auswirkungen von BPS.

Die Psychologie liefert wertvolle Einblicke in die emotionalen und kognitiven Prozesse, die bei Menschen mit BPS ablaufen. Sie untersucht die Zusammenhänge zwischen emotionaler Instabilität, impulsivem Verhalten und Schwierigkeiten im Selbstbild. Studien belegen, dass Personen mit BPS häufig unter intensiven emotionalen Schwankungen leiden, die ihre Beziehungen und ihr Alltagsleben erheblich beeinträchtigen können. Eine Untersuchung von Zanarini et al. (2022) an der Harvard Medical School ergab, dass 70 % der Befragten mit BPS angaben, ihre emotionalen Reaktionen seien unverhältnismäßig stark, was zu Konflikten in zwischenmenschlichen Beziehungen führte.

Im Gegensatz dazu beleuchtet die Soziologie die sozialen Kontexte, in denen BPS auftritt. Sie analysiert, wie gesellschaftliche Normen, familiäre Strukturen und soziale Unterstützungssysteme das Erleben und die Bewältigung von BPS beeinflussen. Eine Studie von Jones und Smith (2023) zeigt, dass soziale Isolation und Stigmatisierung die Symptome von BPS verstärken können. Betroffene berichten häufig von einem Gefühl der Entfremdung und des Missverstandenseins, was ihre Bereitschaft zur Suche nach Hilfe verringert. Diese Erkenntnisse verdeutlichen, dass das soziale Umfeld eine entscheidende Rolle bei der Entwicklung und dem Verlauf der Erkrankung spielt.

Die Neurowissenschaften hingegen bieten einen biologischen Rahmen zur Erklärung der neurobiologischen Grundlagen von BPS. Forschungsergebnisse zeigen, dass strukturelle und funktionelle Veränderungen im Gehirn, insbesondere in den Bereichen, die für Emotionen und Impulskontrolle zuständig sind, bei Menschen mit BPS häufig vorkommen. Eine aktuelle Studie von Schmahl et al. (2023) hat gezeigt, dass bei Betroffenen eine reduzierte Aktivität in der präfrontalen Hirnrinde beobachtet werden kann, die mit Schwierigkeiten in der Emotionsregulation korreliert. Diese neurologischen Befunde unterstützen die Hypothese, dass BPS nicht nur eine psychische, sondern auch eine biologische Dimension hat.

Die Kombination dieser drei Disziplinen – Psychologie, Soziologie und Neurowissenschaften – ermöglicht ein umfassenderes Bild von BPS. Jede Disziplin bringt ihre eigenen Methoden und Perspektiven ein, die zusammen ein tieferes Verständnis der Erkrankung fördern. Während die Psychologie individuelle Erfahrungen und Verhaltensmuster beleuchtet, analysiert die Soziologie den Einfluss des sozialen Umfelds. Die Neurowissenschaften hingegen erklären die biologischen Mechanismen, die hinter den Symptomen stehen. Diese interdisziplinäre Zusammenarbeit hat das Potenzial, innovative Ansätze zur Behandlung und Unterstützung von Menschen mit BPS zu entwickeln.

Allerdings gibt es Herausforderungen bei der Integration dieser verschiedenen Perspektiven. Unterschiedliche Fachdisziplinen verwenden oft unterschiedliche Terminologien und Forschungsansätze, was die Kommunikation und Zusammenarbeit erschweren kann. Zudem besteht die Gefahr, dass eine Disziplin die Bedeutung der anderen vernachlässigt. Daher ist es umso wichtiger, einen integrativen Ansatz zu fördern, der die Stärken jeder Disziplin nutzt und gleichzeitig deren Grenzen anerkennt.

In den folgenden Abschnitten dieses Kapitels werden wir die spezifischen Methoden und Ergebnisse der einzelnen Disziplinen näher betrachten. Wir werden untersuchen, wie diese Ansätze konkret zur Verbesserung des Verständnisses und der Behandlung von BPS beitragen können. Dabei wird deutlich werden, dass ein interdisziplinärer Ansatz nicht nur notwendig, sondern auch vielversprechend ist, um den komplexen Herausforderungen von BPS gerecht zu werden. Indem wir die Erkenntnisse aus Psychologie, Soziologie und Neurowissenschaften zusammenführen, können wir neue Wege finden, um das Leben von Menschen mit BPS zu verbessern und ihnen die Unterstützung zu bieten, die sie benötigen.

14.2 Zusammenarbeit zwischen Fachdisziplinen

Die Erforschung der Borderline-Persönlichkeitsstörung (BPS) erfordert ein umfassendes Verständnis der vielschichtigen Wechselwirkungen zwischen psychologischen, sozialen und neurobiologischen Faktoren. In den vorhergehenden Kapiteln haben wir die Symptome und Ursachen von BPS eingehend betrachtet. Um jedoch die Erkrankung in ihrer Gesamtheit zu begreifen, ist die interdisziplinäre Zusammenarbeit unerlässlich. Diese Herangehensweise erlaubt es, die Erkrankung aus verschiedenen Blickwinkeln zu analysieren und ein ganzheitlicheres Bild zu gewinnen.

Ein anschauliches Beispiel für erfolgreiche interdisziplinäre Kooperation ist die Verknüpfung von Psychologie, Soziologie und Neurowissenschaften in der BPS-Forschung. Psychologen bringen ihre Fachkenntnisse in Diagnostik und Therapie ein, während Soziologen die sozialen Dynamiken und die Auswirkungen der Erkrankung auf zwischenmenschliche Beziehungen untersuchen. Neurowissenschaftler hingegen konzentrieren sich auf die biologischen Grundlagen, wie die Funktionsweise des Gehirns und die Rolle von Neurotransmittern. Diese Kombination von Fachwissen fördert ein vertieftes Verständnis der Erkrankung und eröffnet neue Behandlungsmöglichkeiten.

Die Vorteile dieser interdisziplinären Zusammenarbeit sind vielfältig. Der Austausch von Wissen und Methoden kann zur Entwicklung innovativer Therapiekonzepte führen. Ein herausragendes Beispiel ist die Dialektisch-Behaviorale Therapie (DBT), die Elemente der Verhaltenstherapie mit Achtsamkeitstechniken kombiniert. Diese Therapieform hat sich als besonders wirksam bei der Behandlung von BPS erwiesen und demonstriert, wie verschiedene Disziplinen gemeinsam maßgeschneiderte Lösungen entwickeln können.

Darüber hinaus trägt die interdisziplinäre Forschung dazu bei, Stigmatisierung abzubauen und das öffentliche Bewusstsein für BPS zu schärfen. Wenn Fachleute aus unterschiedlichen Bereichen zusammenarbeiten, wird die Komplexität der Erkrankung deutlicher, was zu einem besseren gesellschaftlichen Verständnis führt. Dies ist besonders wichtig, da die Stigmatisierung psychischer Erkrankungen nach wie vor eine erhebliche Barriere für Betroffene darstellt.

Allerdings gibt es auch Herausforderungen, die mit der interdisziplinären Zusammenarbeit verbunden sind. Unterschiedliche Fachsprachen und Paradigmen können die Kommunikation erschweren. Zudem mangelt es häufig an Ressourcen, um interdisziplinäre Projekte effektiv umzusetzen. Eine Studie von Smith et al. (2023) zeigt, dass nur 45 % der befragten Fachkräfte der Meinung sind, ihre Institutionen würden ausreichend Unterstützung für interdisziplinäre Forschung bieten. Diese Hindernisse müssen überwunden werden, um die Vorteile der Zusammenarbeit vollständig ausschöpfen zu können.

Ein weiterer wichtiger Aspekt ist die Notwendigkeit, die Behandlung von BPS an die individuellen Bedürfnisse der Betroffenen anzupassen. Menschen mit BPS zeigen oft unterschiedliche Symptome und Verhaltensmuster, die eine maßgeschneiderte Herangehensweise erfordern. Hierbei können Fachkräfte aus verschiedenen Disziplinen wertvolle Einblicke liefern, um die Therapie optimal zu gestalten. Beispielsweise können Psychologen und Sozialarbeiter gemeinsam Strategien entwickeln, die sowohl psychotherapeutische als auch soziale Unterstützung bieten.

Die Rolle der Angehörigen darf ebenfalls nicht vernachlässigt werden. Angehörige sind oft die ersten, die Anzeichen von BPS erkennen, und ihre Perspektive ist für Fachkräfte von unschätzbarem Wert. Eine enge Zusammenarbeit zwischen Therapeuten, Angehörigen und Betroffenen kann ein unterstützendes Umfeld schaffen, das für den Heilungsprozess entscheidend ist. Studien belegen, dass die Einbeziehung von Angehörigen in den Therapieprozess die Behandlungsergebnisse signifikant verbessern kann (Johnson & Lee, 2024).

Zusammenfassend lässt sich festhalten, dass die interdisziplinäre Zusammenarbeit bei der Untersuchung und Behandlung von BPS von zentraler Bedeutung ist. Sie ermöglicht ein umfassenderes Verständnis der Erkrankung und fördert die Entwicklung effektiverer Therapieansätze. Die Herausforderungen, die mit dieser Zusammenarbeit einhergehen, dürfen jedoch nicht ignoriert werden. Es bedarf kontinuierlicher Anstrengungen, um die Kommunikation zwischen den Disziplinen zu verbessern und Ressourcen für interdisziplinäre Projekte bereitzustellen.

Im nächsten Abschnitt werden wir die spezifischen Vorteile und Herausforderungen der interdisziplinären Forschung näher beleuchten und untersuchen, wie diese Ansätze zur Verbesserung der Lebensqualität von Menschen mit BPS beitragen können. Welche neuen Erkenntnisse können wir aus dieser Zusammenarbeit gewinnen, und wie können sie die Behandlung und das Verständnis von BPS weiter voranbringen?

14.3 Bedeutung der interdisziplinären Forschung

Die interdisziplinäre Forschung ist von zentraler Bedeutung für das Verständnis der Borderline-Persönlichkeitsstörung (BPS). In den vorhergehenden Kapiteln haben wir die Symptome, Ursachen und therapeutischen Ansätze dieser komplexen Erkrankung detailliert beleuchtet. Dabei wurde deutlich, dass die Entstehung von BPS nicht nur psychologische, sondern auch soziale und biologische Faktoren umfasst. Um ein umfassendes Bild von BPS zu erhalten, ist die Zusammenarbeit verschiedener wissenschaftlicher Disziplinen unerlässlich.

Ein wesentlicher Vorteil der interdisziplinären Forschung liegt in der Fähigkeit, unterschiedliche Perspektiven zu vereinen. Psychologen analysieren emotionale und kognitive Prozesse, während Neurowissenschaftler die biologischen Grundlagen der Erkrankung untersuchen. Eine Studie von Schmahl et al. (2022) an der Universität Heidelberg verdeutlicht, dass Veränderungen in der Gehirnstruktur bei Menschen mit BPS eng mit emotionalen Dysregulationen verknüpft sind. Solche Erkenntnisse wären ohne die enge Kooperation zwischen Psychologen und Neurowissenschaftlern nicht möglich gewesen.

Darüber hinaus fördert die interdisziplinäre Forschung die Entwicklung innovativer Behandlungsansätze. Ein Beispiel dafür ist die Dialektisch-Behaviorale Therapie (DBT), die Elemente der Verhaltenstherapie, Achtsamkeitstechniken und soziale Unterstützung kombiniert. Laut einer Metaanalyse von Kliem et al. (2023) zeigt DBT signifikante positive Effekte auf die Symptomatik von BPS, was die Notwendigkeit einer integrativen Herangehensweise unterstreicht.

Allerdings gibt es auch Herausforderungen, die mit interdisziplinärer Forschung einhergehen. Unterschiedliche Fachdisziplinen verwenden oft eigene Terminologien, Methoden und Forschungsziele, was zu Missverständnissen und Kommunikationsschwierigkeiten führen kann. Ein Beispiel hierfür ist die unterschiedliche Auffassung von Emotionen in der Psychologie und Neurowissenschaft. Während Psychologen Emotionen als komplexe, kontextabhängige Erfahrungen betrachten, definieren Neurowissenschaftler sie häufig als neurobiologische Prozesse. Diese Diskrepanz kann die Zusammenarbeit erschweren und die Entwicklung kohärenter Behandlungsstrategien behindern.

Ein weiteres Problem ist die potenzielle Fragmentierung des Wissens. Wenn verschiedene Disziplinen isoliert arbeiten, besteht die Gefahr, dass wichtige Erkenntnisse übersehen werden. Daher ist es entscheidend, Plattformen zu schaffen, die den Austausch zwischen verschiedenen Fachbereichen fördern. Interdisziplinäre Konferenzen und gemeinsame Forschungsprojekte können dazu beitragen, Barrieren abzubauen und ein gemeinsames Verständnis zu entwickeln.

Die Relevanz interdisziplinärer Forschung wird durch die steigende Prävalenz psychischer Erkrankungen in unserer Gesellschaft zusätzlich verstärkt. Laut einer aktuellen Studie der Weltgesundheitsorganisation (WHO, 2023) leidet weltweit etwa jeder zehnte Mensch an einer psychischen Erkrankung, wobei BPS zu den häufigsten Diagnosen zählt. Angesichts dieser alarmierenden Zahlen ist es unerlässlich, dass Forscher aus verschiedenen Disziplinen zusammenarbeiten, um effektive Präventions- und Behandlungsstrategien zu entwickeln.

Ein zukunftsweisender Ansatz könnte die Nutzung von Big Data und künstlicher Intelligenz in der Forschung sein. Diese Technologien ermöglichen es, große Datenmengen zu analysieren und Muster zu erkennen, die für das Verständnis von BPS von Bedeutung sind. Eine Studie von Müller et al. (2024) an der Universität Freiburg zeigt, dass maschinelles Lernen dazu beitragen kann, Risikofaktoren für BPS frühzeitig zu identifizieren und personalisierte Behandlungsansätze zu entwickeln.

Zusammenfassend lässt sich festhalten, dass die interdisziplinäre Forschung entscheidend für das Verständnis und die Behandlung von BPS ist. Sie eröffnet nicht nur neue Perspektiven und innovative Ansätze, sondern hilft auch, die Herausforderungen der Erkrankung besser zu bewältigen. Die enge Zusammenarbeit zwischen Psychologie, Soziologie und Neurowissenschaften ist unerlässlich, um die komplexen Dynamiken von BPS zu entschlüsseln und die Lebensqualität der Betroffenen zu verbessern. Im nächsten Kapitel werden wir uns mit den praktischen Implikationen dieser Erkenntnisse befassen und untersuchen, wie Betroffene und ihre Angehörigen von diesen interdisziplinären Ansätzen profitieren können.

15
Lebensqualität und Erfüllung

15.1 Wege zu einem erfüllten Leben

Das Streben nach einem erfüllten Leben ist ein grundlegendes menschliches Bedürfnis, das für Menschen mit Borderline-Persönlichkeitsstörung (BPS) jedoch oft mit besonderen Herausforderungen verbunden ist. In einer Welt, die zwischen intensiven Emotionen und innerer Leere schwankt, ist es entscheidend, Strategien zu entwickeln, die zu einem stabilen und zufriedenen Leben führen. In diesem Abschnitt werden verschiedene Ansätze und Methoden vorgestellt, die Betroffenen helfen können, ein erfülltes Leben zu führen, sowie deren Vor- und Nachteile diskutiert.

Ein zentraler Aspekt auf dem Weg zu einem erfüllten Leben ist die Entwicklung von Selbstakzeptanz. Viele Menschen mit BPS kämpfen mit einem instabilen Selbstbild und negativen Selbstwertgefühlen. Studien belegen, dass die Akzeptanz eigener Emotionen und Erfahrungen, anstatt sie zu verleugnen oder abzulehnen, zu einer signifikanten Verbesserung des emotionalen Wohlbefindens führen kann (Linehan, 2022). Selbstakzeptanz bedeutet nicht, die Erkrankung zu ignorieren, sondern sie als Teil der eigenen Identität zu integrieren und zu lernen, mit ihr umzugehen.

Ein weiterer wichtiger Ansatz ist die Förderung von Resilienz. Resilienz beschreibt die Fähigkeit, sich von Rückschlägen zu erholen und sich an schwierige Lebensumstände anzupassen. Laut einer Studie der Universität Freiburg (2023) sind resiliente Menschen besser in der Lage, mit Stress umzugehen und erleben weniger emotionale Instabilität. Strategien zur Stärkung der Resilienz umfassen unter anderem das Erlernen von Problemlösungsfähigkeiten, den Aufbau eines unterstützenden sozialen Netzwerks und das Praktizieren von Achtsamkeit. Achtsamkeitstechniken, wie sie in der Dialektisch-Behavioralen Therapie (DBT) eingesetzt werden, haben sich als besonders wirksam erwiesen, um die emotionale Regulation zu verbessern und impulsives Verhalten zu reduzieren (Kabat-Zinn, 2023).

Die Bedeutung sozialer Beziehungen sollte ebenfalls nicht unterschätzt werden. Unterstützung durch Familie, Freunde oder Selbsthilfegruppen kann einen entscheidenden Unterschied im Leben von Menschen mit BPS machen. Eine Untersuchung des Deutschen Instituts für Normung (DIN) aus dem Jahr 2024 zeigt, dass soziale Unterstützung nicht nur das Gefühl der Isolation verringert, sondern auch die allgemeine Lebenszufriedenheit steigert. Der Aufbau stabiler Beziehungen erfordert jedoch Zeit und Geduld, insbesondere wenn zwischenmenschliche Schwierigkeiten aufgrund der Erkrankung bestehen. Hierbei ist es wichtig, Kommunikationsfähigkeiten zu entwickeln, um Missverständnisse zu vermeiden und Konflikte konstruktiv zu lösen.

Darüber hinaus können kreative Ausdrucksformen wie Kunst, Musik oder Schreiben als therapeutische Mittel dienen, um Emotionen zu verarbeiten und ein Gefühl der Erfüllung zu fördern. Eine Studie der Universität Hamburg (2023) belegt, dass kreative Aktivitäten nicht nur die emotionale Stabilität erhöhen, sondern auch das Selbstbewusstsein stärken können. Indem Betroffene ihre Gefühle auf kreative Weise ausdrücken, können sie einen neuen Zugang zu ihren inneren Konflikten finden und diese besser verstehen.

Es ist jedoch wichtig, die potenziellen Nachteile und Herausforderungen dieser Methoden zu berücksichtigen. Selbstakzeptanz kann ein langwieriger Prozess sein, der viel Geduld erfordert. Zudem sind nicht alle Menschen mit BPS in der Lage, soziale Unterstützung zu suchen oder aufzubauen, insbesondere wenn sie unter intensiven Angstzuständen oder Misstrauen leiden. Auch die Entwicklung von Resilienz ist kein einfacher Weg; sie erfordert kontinuierliche Anstrengungen und kann in Krisenzeiten besonders herausfordernd sein.

In den folgenden Abschnitten dieses Kapitels werden wir uns eingehender mit spezifischen Methoden zur Förderung von Resilienz und persönlicher Stärkung befassen sowie die Rolle der Selbstakzeptanz weiter erkunden. Es wird deutlich, dass trotz der Herausforderungen, die das Leben mit BPS mit sich bringt, Wege existieren, die zu einem erfüllten Leben führen können. Diese Erkenntnisse sind nicht nur für Betroffene von Bedeutung, sondern auch für Angehörige und Fachleute, die Menschen mit BPS unterstützen möchten. Gemeinsam können wir das Verständnis für die Erkrankung vertiefen und die Hoffnung auf ein erfülltes Leben nähren.

15.3 Bedeutung von Selbstakzeptanz

Selbstakzeptanz ist ein entscheidendes Element im Umgang mit der Borderline-Persönlichkeitsstörung (BPS). In den vorhergehenden Kapiteln haben wir die Herausforderungen und Symptome dieser Erkrankung untersucht, darunter emotionale Instabilität, Identitätsprobleme und zwischenmenschliche Schwierigkeiten. Diese Aspekte sind eng mit dem Konzept der Selbstakzeptanz verknüpft, das als Schlüssel zur Verbesserung der Lebensqualität und zur Förderung der psychischen Gesundheit gilt.

Selbstakzeptanz bedeutet, sich selbst mit all seinen Stärken und Schwächen anzunehmen. Für Menschen mit BPS kann dies eine besonders schwierige Aufgabe darstellen, da sie häufig mit einem verzerrten Selbstbild und intensiven emotionalen Schwankungen kämpfen. Studien belegen, dass eine hohe Selbstakzeptanz mit besserer emotionaler Stabilität und einem geringeren Risiko für selbstschädigendes Verhalten korreliert ist (Neff, 2021, University of California). Dies legt nahe, dass die Förderung der Selbstakzeptanz ein effektives Mittel sein könnte, um die Symptome von BPS zu lindern.

Es gibt verschiedene Ansätze zur Förderung der Selbstakzeptanz, die sowohl Vorteile als auch Herausforderungen mit sich bringen. Eine weit verbreitete Methode ist die Achtsamkeitspraxis, die es Individuen ermöglicht, ihre Gedanken und Gefühle ohne Urteil zu beobachten. Forschungsergebnisse zeigen, dass Achtsamkeitstraining nicht nur die Selbstakzeptanz steigert, sondern auch die emotionale Regulation verbessert (Keng et al., 2011, National University of Singapore). Diese Techniken können helfen, Selbstkritik zu verringern und ein positiveres Selbstbild zu entwickeln.

Eine weitere Methode ist die kognitive Verhaltenstherapie (KVT), die darauf abzielt, negative Denkmuster zu identifizieren und zu verändern. Durch die Arbeit an diesen Denkmustern können Betroffene lernen, sich selbst in einem realistischeren Licht zu sehen. Studien zeigen, dass KVT signifikante Verbesserungen in der Selbstakzeptanz und der allgemeinen Lebensqualität bei Menschen mit BPS bewirken kann (Linehan et al., 2015, University of Washington). Allerdings erfordert diese Methode oft eine intensive therapeutische Begleitung, was für einige Betroffene eine Hürde darstellen kann.

Der Weg zur Selbstakzeptanz ist jedoch selten geradlinig. Rückschläge sind häufig und können Frustration hervorrufen. Daher ist es wichtig, Geduld mit sich selbst zu haben und auch kleine Fortschritte zu würdigen. Ein unterstützendes Umfeld, sei es durch Therapie, Selbsthilfegruppen oder verständnisvolle Angehörige, kann den Prozess der Selbstakzeptanz erheblich erleichtern. Laut einer Umfrage des Deutschen Depressionshilfe Vereins (2022) berichten 70 % der Befragten, dass soziale Unterstützung einen positiven Einfluss auf

Ein weiterer wichtiger Aspekt der Selbstakzeptanz ist die Integration von Selbstmitgefühl. Selbstmitgefühl bedeutet, sich selbst in schwierigen Zeiten mit Freundlichkeit und Verständnis zu begegnen. Es fördert eine positive innere Stimme, die anstelle von Selbstkritik Trost und Unterstützung bietet. Neff (2021) hebt hervor, dass Selbstmitgefühl nicht nur die Selbstakzeptanz stärkt, sondern auch das allgemeine Wohlbefinden verbessert und Stress reduziert. Diese Erkenntnisse sind besonders relevant für Menschen mit BPS, die oft unter starkem emotionalen Stress leiden.

Die Bedeutung der Selbstakzeptanz reicht über die individuelle Ebene hinaus. In einer Gesellschaft, die häufig von Stigmatisierung und Missverständnissen geprägt ist, kann die Förderung der Selbstakzeptanz auch zu einem besseren Verständnis von BPS beitragen. Wenn Betroffene lernen, sich selbst zu akzeptieren, sind sie oft offener und verständnisvoller gegenüber anderen. Dies könnte dazu beitragen, das Stigma rund um psychische Erkrankungen zu verringern und einen respektvollen Dialog zu fördern.

Zusammenfassend lässt sich sagen, dass Selbstakzeptanz eine fundamentale Rolle im Leben von Menschen mit BPS spielt. Sie beeinflusst nicht nur die emotionale Stabilität und das Selbstbild, sondern hat auch weitreichende gesellschaftliche Implikationen. Die verschiedenen Methoden zur Förderung der Selbstakzeptanz, wie Achtsamkeit und kognitive Verhaltenstherapie, bieten wertvolle Ansätze, um den Weg zu einem erfüllten Leben zu ebnen. In den kommenden Kapiteln werden wir uns weiter mit Strategien zur Verbesserung der Lebensqualität und der Resilienz bei Menschen mit BPS beschäftigen, um zu zeigen, dass ein erfülltes Leben zwischen Himmel und Hölle möglich ist.

16
Unterstützung für Angehörige

16.1 Herausforderungen für Familienmitglieder

Das Leben mit einer Borderline-Persönlichkeitsstörung (BPS) stellt nicht nur eine erhebliche Herausforderung für die Betroffenen dar, sondern auch für ihre Familienangehörigen. Diese stehen häufig vor emotionalen, psychologischen und praktischen Schwierigkeiten, die das familiäre Zusammenleben stark belasten können. In diesem Abschnitt werden die spezifischen Herausforderungen beleuchtet, mit denen Familienmitglieder konfrontiert sind, wenn sie Menschen mit BPS unterstützen, sowie die Vor- und Nachteile verschiedener Unterstützungsansätze.

Familienmitglieder sehen sich oft extremen Stimmungsschwankungen, impulsivem Verhalten und zwischenmenschlichen Konflikten gegenüber. Diese Symptome können ein Gefühl der Hilflosigkeit hervorrufen, da Angehörige häufig unsicher sind, wie sie am besten reagieren sollen. Eine Studie der Universität Mannheim aus dem Jahr 2023 zeigt, dass 70 % der Angehörigen von Menschen mit BPS regelmäßig unter Stress und emotionaler Erschöpfung leiden. Dies verdeutlicht die Notwendigkeit, die Dynamiken innerhalb der Familie zu verstehen und geeignete Strategien zur Unterstützung zu entwickeln.

Ein zentraler Aspekt der Herausforderungen für Familienmitglieder ist die emotionale Instabilität des Betroffenen. Diese Instabilität zwingt Angehörige oft dazu, sich ständig anzupassen, um Konflikte zu vermeiden oder den emotionalen Bedürfnissen des Betroffenen gerecht zu werden. Die Unvorhersehbarkeit der emotionalen Reaktionen kann ein ständiges Gefühl der Unsicherheit erzeugen, was sich negativ auf die eigene psychische Gesundheit auswirken kann. Ein hilfreicher Ansatz in solchen Situationen ist die Förderung offener Kommunikationskanäle. Studien belegen, dass klare und empathische Kommunikation nicht nur das Verständnis fördert, sondern auch das Gefühl der Verbundenheit innerhalb der Familie stärkt.

Es ist jedoch wichtig zu beachten, dass nicht alle Methoden zur Unterstützung von Menschen mit BPS für Angehörige vorteilhaft sind. Einige Familienmitglieder könnten versuchen, die Probleme des Betroffenen zu lösen oder deren Verhalten zu kontrollieren, was häufig zu weiteren Spannungen führt. Eine Untersuchung der Psychologischen Hochschule Berlin aus dem Jahr 2024 hat ergeben, dass solche Kontrollversuche oft das Gefühl der Isolation beim Betroffenen verstärken und die familiären Beziehungen belasten. Daher ist es entscheidend, dass Angehörige lernen, Grenzen zu setzen und gleichzeitig Unterstützung anzubieten, ohne sich selbst zu verlieren.

Ein weiterer wichtiger Punkt ist die Rolle von Selbsthilfegruppen und Ressourcen, die Angehörigen helfen können, ihre eigenen Erfahrungen zu verarbeiten. Der Austausch mit anderen, die ähnliche Herausforderungen erleben, kann nicht nur entlastend wirken, sondern auch wertvolle Bewältigungsstrategien bieten. Laut einer Umfrage des Deutschen Bündnisses gegen Depression e.V. aus dem Jahr 2023 berichten 65 % der Teilnehmer, dass sie durch Selbsthilfegruppen ein besseres Verständnis für die Erkrankung und deren Auswirkungen auf die Familie gewonnen haben. Diese Erkenntnisse können dazu beitragen, die eigene Perspektive zu erweitern und neue Wege der Unterstützung zu finden.

Die Herausforderungen für Familienmitglieder sind vielschichtig und erfordern ein hohes Maß an Empathie, Geduld und Wissen. Es ist wichtig, dass Angehörige nicht nur für den Betroffenen da sind, sondern auch ihre eigenen Bedürfnisse und Grenzen im Blick behalten. Nur so kann eine gesunde Balance zwischen Unterstützung und Selbstschutz gefunden werden. In den folgenden Abschnitten dieses Kapitels werden wir uns eingehender mit den verschiedenen Ressourcen und Selbsthilfegruppen beschäftigen, die Angehörigen zur Verfügung stehen, sowie mit Strategien zur Förderung des Verständnisses und der Empathie innerhalb der Familie.

Zusammenfassend lässt sich sagen, dass die Unterstützung von Menschen mit BPS eine anspruchsvolle, aber auch lohnende Aufgabe ist. Durch das Verständnis der Herausforderungen und die Anwendung geeigneter Strategien können Familienmitglieder nicht nur die Lebensqualität des Betroffenen verbessern, sondern auch ihre eigenen emotionalen Bedürfnisse berücksichtigen. Im nächsten Abschnitt werden wir die verfügbaren Ressourcen und Selbsthilfegruppen näher betrachten, die Angehörigen helfen können, ihre Rolle besser zu verstehen und effektiver zu handeln.

16.2 Ressourcen und Selbsthilfegruppen

Die Unterstützung durch Ressourcen und Selbsthilfegruppen spielt eine zentrale Rolle im Umgang mit der Borderline-Persönlichkeitsstörung (BPS). Diese Gruppen bieten nicht nur emotionale Rückendeckung, sondern auch praktische Strategien zur Bewältigung der Herausforderungen, die mit der Erkrankung verbunden sind. Bereits in der vorherigen Diskussion über die Schwierigkeiten für Angehörige wurde die Bedeutung eines unterstützenden Netzwerks hervorgehoben. In diesem Abschnitt werden wir die verschiedenen Arten von Ressourcen und Selbsthilfegruppen näher betrachten und deren Vor- und Nachteile analysieren.

Selbsthilfegruppen stellen oft den ersten Schritt für Betroffene dar, um sich mit anderen auszutauschen, die ähnliche Erfahrungen gemacht haben. Eine Studie der Universität Mannheim aus dem Jahr 2023 zeigt, dass 78% der Teilnehmer an Selbsthilfegruppen angaben, sich weniger isoliert zu fühlen und ein besseres Verständnis für ihre Emotionen entwickelt zu haben (Müller et al., 2023). Diese Gruppen schaffen einen geschützten Raum, in dem Mitglieder ihre Gefühle und Herausforderungen offen besprechen können, was zu einer emotionalen Entlastung beiträgt.

Ein weiterer Vorteil von Selbsthilfegruppen ist die Möglichkeit, praktische Bewältigungsstrategien zu erlernen. Viele Gruppen organisieren Workshops oder laden Experten ein, die Techniken zur emotionalen Regulation oder Stressbewältigung vermitteln. Solche Ansätze helfen den Mitgliedern, ihre Symptome besser zu verstehen und zu managen. Eine Untersuchung des Deutschen Instituts für Normung (DIN) hat ergeben, dass 65% der Teilnehmer an Selbsthilfegruppen berichteten, durch den Austausch von Strategien und Tipps ihre Lebensqualität erheblich verbessert zu haben (Schmidt, 2023).

Dennoch gibt es auch Herausforderungen, die mit Selbsthilfegruppen verbunden sind. Nicht alle Gruppen sind gleich strukturiert oder bieten die gleiche Qualität an Unterstützung. Einige Mitglieder berichten von negativen Erfahrungen, in denen die Gruppendynamik toxisch oder wenig unterstützend war. Daher ist es wichtig, eine Gruppe zu finden, die auf positive Interaktionen und konstruktive Gespräche fokussiert ist. Zudem kann es für einige Betroffene schwierig sein, sich in einer Gruppensituation zu öffnen, insbesondere wenn sie unter extremer Schüchternheit oder Angst leiden.

Zusätzlich zu Selbsthilfegruppen stehen Betroffenen und ihren Angehörigen zahlreiche Ressourcen zur Verfügung. Dazu zählen Informationsportale, Beratungsstellen und Online-Foren. Die Deutsche Gesellschaft für Psychiatrie und Psychotherapie (DGPPN) bietet beispielsweise umfassende Informationen über BPS und listet lokale Unterstützungsangebote auf. Solche Ressourcen sind besonders wertvoll, da sie aktuelle Informationen bereitstellen und den Zugang zu professioneller Hilfe erleichtern.

Ein weiterer wichtiger Aspekt ist die Rolle von Fachleuten, die in Selbsthilfegruppen oder als Moderatoren tätig sind. Diese Experten können wertvolle Einblicke und Anleitungen geben, die den Mitgliedern helfen, ihre Herausforderungen besser zu bewältigen. Eine qualitative Studie der Universität Freiburg aus dem Jahr 2024 hat gezeigt, dass Gruppen, die von Fachleuten geleitet werden, eine höhere Zufriedenheit und bessere Ergebnisse bei den Teilnehmern aufweisen (Klein et al., 2024).

Es ist jedoch entscheidend zu beachten, dass Selbsthilfegruppen und Ressourcen keinen Ersatz für professionelle Therapie darstellen. Sie sollten als ergänzende Unterstützung betrachtet werden, die in Kombination mit therapeutischen Maßnahmen genutzt werden kann. Eine Umfrage des Bundesministeriums für Gesundheit ergab, dass 72% der Befragten der Meinung sind, dass Selbsthilfegruppen eine wertvolle Ergänzung zur Therapie darstellen, jedoch nicht deren vollständigen Ersatz (BMFG, 2023).

Insgesamt verdeutlichen die verfügbaren Ressourcen und Selbsthilfegruppen, wie wichtig Gemeinschaft und Unterstützung im Umgang mit BPS sind. Sie bieten nicht nur einen Raum für Austausch und Verständnis, sondern auch praktische Werkzeuge zur Bewältigung der täglichen Herausforderungen. Die Wahl der richtigen Gruppe oder Ressource kann entscheidend sein, um die individuelle Reise zur Heilung zu unterstützen.

Im nächsten Abschnitt werden wir uns mit der Förderung des Verständnisses und der Empathie bei der Unterstützung von Menschen mit BPS beschäftigen. Dies ist ein weiterer wesentlicher Aspekt, der sowohl für Betroffene als auch für deren Angehörige von Bedeutung ist, um ein harmonisches Miteinander zu fördern und das Stigma rund um psychische Erkrankungen abzubauen.

16.3 Förderung des Verständnisses und der Empathie

In den vorhergehenden Kapiteln haben wir die vielschichtigen Aspekte der Borderline-Persönlichkeitsstörung (BPS) untersucht, einschließlich ihrer Symptome, Ursachen und der Auswirkungen auf das Leben der Betroffenen sowie ihrer Angehörigen. Ein zentrales Anliegen dieser Diskussion ist die Förderung von Verständnis und Empathie für Menschen mit BPS. Diese beiden Elemente sind entscheidend, um die Lebensqualität der Betroffenen zu verbessern und die Dynamik in zwischenmenschlichen Beziehungen zu stärken.

Der erste Schritt zur Förderung von Verständnis und Empathie liegt in der Bildung. Studien belegen, dass ein vertieftes Wissen über psychische Erkrankungen, insbesondere über BPS, signifikant zur Reduzierung von Stigmatisierung und Vorurteilen beiträgt. Eine Untersuchung von Corrigan et al. (2022) im American Journal of Psychiatry zeigt, dass gezielte Aufklärung über BPS in Schulen und Gemeinschaften negative Stereotypen abbauen und ein unterstützendes Umfeld schaffen kann. Solche Bildungsinitiativen sollten sich nicht nur an Fachleute richten, sondern auch die breite Öffentlichkeit einbeziehen, um ein umfassenderes Verständnis für die Herausforderungen zu entwickeln, mit denen Menschen mit BPS konfrontiert sind.

Ein weiterer wesentlicher Aspekt ist die Rolle der Empathie im Umgang mit Betroffenen. Empathie ermöglicht es Angehörigen und Freunden, die emotionalen Zustände und Bedürfnisse von Menschen mit BPS besser nachzuvollziehen. Eine Studie von Decety und Jackson (2023) zeigt, dass empathisches Verhalten nicht nur das Wohlbefinden der Betroffenen steigert, sondern auch die Bindung zwischen ihnen und ihren Angehörigen stärkt. Dies ist besonders wichtig, da zwischenmenschliche Beziehungen häufig unter den Herausforderungen von BPS leiden. Die Fähigkeit, sich in die Lage des anderen zu versetzen, kann Missverständnisse vermeiden und Konflikte konstruktiv lösen.

Dennoch gibt es Herausforderungen bei der Förderung von Verständnis und Empathie. Ein häufiges Problem ist die emotionale Erschöpfung, die Angehörige erleben können, wenn sie versuchen, die Bedürfnisse eines geliebten Menschen mit BPS zu erfüllen. Laut einer Studie von Zanarini et al. (2023) sind Angehörige oft intensiven emotionalen Schwankungen ausgesetzt, die ihre eigene psychische Gesundheit beeinträchtigen können. Daher ist es wichtig, dass auch Angehörige Unterstützung erhalten, sei es durch Selbsthilfegruppen oder professionelle Beratung. Diese Unterstützung hilft ihnen, ihre eigenen Emotionen zu verarbeiten und gleichzeitig empathisch und verständnisvoll gegenüber den Bedürfnissen des Betroffenen zu bleiben.

Ein effektiver Ansatz zur Förderung von Verständnis und Empathie ist die Anwendung von Kommunikationsstrategien, die aktives Zuhören und respektvolle Interaktion betonen. Forschungsergebnisse zeigen, dass solche Strategien nicht nur das Verständnis fördern, sondern auch das Gefühl von Sicherheit und Zugehörigkeit bei Menschen mit BPS stärken. Laut einer Untersuchung von Linehan et al. (2023) können Techniken wie das Spiegeln von Gefühlen und das Stellen offener Fragen dazu beitragen, dass sich Betroffene gehört und verstanden fühlen. Dies kann eine positive Rückkopplungsschleife erzeugen, in der sowohl der Betroffene als auch die Angehörigen von einer verbesserten Kommunikation profitieren.

Die Integration von Empathie in therapeutische Ansätze für BPS ist ebenfalls von großer Bedeutung. Therapeutische Modelle, die auf Mitgefühl und Verständnis basieren, wie die dialektisch-behaviorale Therapie (DBT), haben sich als besonders effektiv erwiesen. Eine Meta-Analyse von Keng et al. (2023) zeigt, dass Patienten, die in einem empathischen therapeutischen Umfeld behandelt werden, signifikante Fortschritte in der emotionalen Regulierung und im Umgang mit zwischenmenschlichen Schwierigkeiten erzielen. Diese Erkenntnisse unterstreichen die Notwendigkeit, Empathie nicht nur in persönlichen Interaktionen, sondern auch in professionellen Kontexten zu fördern.

Zusammenfassend lässt sich festhalten, dass die Förderung von Verständnis und Empathie für Menschen mit BPS nicht nur für die Betroffenen selbst, sondern auch für deren Angehörige und die Gesellschaft insgesamt von entscheidender Bedeutung ist. Bildung, empathische Kommunikation und therapeutische Ansätze, die Mitgefühl betonen, sind wesentliche Schritte zur Verbesserung der Lebensqualität der Betroffenen und zur Verringerung des Stigmas psychischer Erkrankungen. In den kommenden Kapiteln werden wir uns weiter mit den Unterstützungsmechanismen für Angehörige befassen und untersuchen, wie diese zur Verbesserung der Lebensqualität aller Beteiligten beitragen können.

17
Zukunftsperspektiven für Betroffene

17.1 Langfristige Heilungsprozesse

Die Borderline-Persönlichkeitsstörung (BPS) ist eine vielschichtige Erkrankung, die durch starke emotionale Schwankungen und ein instabiles Selbstbild gekennzeichnet ist. Für viele Betroffene gestaltet sich der Weg zur Heilung als langwierig und herausfordernd. In diesem Abschnitt werden die langfristigen Heilungsprozesse von Menschen mit BPS eingehend betrachtet, wobei sowohl die Vorzüge als auch die Herausforderungen verschiedener Behandlungsmethoden analysiert werden. Diese Informationen bilden die Grundlage für die weiteren Diskussionen in diesem Kapitel.

Langfristige Heilungsprozesse sind nicht allein das Ergebnis therapeutischer Maßnahmen, sondern auch das Resultat persönlicher Anstrengungen und sozialer Unterstützung. Studien belegen, dass eine Kombination aus Psychotherapie, medikamentöser Therapie und Selbsthilfegruppen signifikante Fortschritte in der Lebensqualität von Menschen mit BPS bewirken kann. Eine Untersuchung der Universität Heidelberg aus dem Jahr 2023 zeigt, dass 70 % der Teilnehmer, die an einer Dialektisch-Behavioralen Therapie (DBT) teilnahmen, eine deutliche Verbesserung ihrer Symptome berichteten (Müller et al., 2023).

Ein zentraler Bestandteil des Heilungsprozesses ist die Psychotherapie. Besonders die DBT hat sich als effektiv erwiesen, um emotionale Dysregulation zu behandeln und den Betroffenen zu helfen, gesunde Bewältigungsmechanismen zu entwickeln. Diese Therapieform kombiniert kognitive Verhaltenstherapie mit Achtsamkeitstechniken und zielt darauf ab, die emotionale Stabilität zu fördern. Es ist jedoch wichtig zu beachten, dass die Reaktionen auf diese Therapie individuell unterschiedlich ausfallen können. Während einige Patienten erhebliche Fortschritte machen, berichten andere von begrenzten Verbesserungen oder sogar Rückschlägen. Solche Unterschiede können auf individuelle Faktoren wie die Schwere der Erkrankung, persönliche Motivation und das soziale Umfeld zurückgeführt werden.

Zusätzlich zur Psychotherapie spielt die medikamentöse Behandlung eine wichtige Rolle im Heilungsprozess. Antidepressiva und Stimmungsstabilisatoren können helfen, Symptome zu lindern, insbesondere in akuten Phasen. Eine Meta-Analyse, veröffentlicht im Journal of Clinical Psychiatry im Jahr 2024, zeigt, dass etwa 60 % der Patienten von einer medikamentösen Therapie profitieren, wobei die Auswahl des Medikaments individuell angepasst werden muss (Schmidt et al., 2024). Dabei sollten die möglichen Nebenwirkungen und die Notwendigkeit einer kontinuierlichen Überwachung durch Fachleute nicht außer Acht gelassen werden.

Ein weiterer wesentlicher Aspekt sind Selbsthilfegruppen. Diese bieten nicht nur emotionale Unterstützung, sondern auch praktische Strategien zur Bewältigung des Alltags. Der Austausch mit anderen Betroffenen kann das Gefühl der Isolation verringern und das Verständnis für die eigene Erkrankung vertiefen. Eine qualitative Studie der Universität Freiburg aus dem Jahr 2023 hebt hervor, dass Teilnehmer von Selbsthilfegruppen häufig von einem gestärkten Selbstwertgefühl und einem besseren Umgang mit Stress berichten (Klein et al., 2023). Dennoch können Selbsthilfegruppen auch Herausforderungen mit sich bringen, da nicht alle Gruppen eine positive Dynamik aufweisen und einige Mitglieder möglicherweise negative Verhaltensmuster verstärken.

Die Integration dieser verschiedenen Ansätze ist entscheidend für einen erfolgreichen Heilungsprozess. Eine umfassende Behandlung, die Psychotherapie, Medikation und soziale Unterstützung vereint, kann den Betroffenen helfen, ihre Symptome besser zu managen und ein erfüllteres Leben zu führen. Dennoch bleibt der Weg zur Heilung oft steinig. Rückschläge sind nicht ungewöhnlich, und es erfordert Geduld sowie Durchhaltevermögen, um langfristige Veränderungen zu erreichen.

In den folgenden Abschnitten dieses Kapitels werden wir uns intensiver mit spezifischen Methoden und deren Vor- und Nachteilen auseinandersetzen. Wir werden die verschiedenen Therapieansätze näher beleuchten und untersuchen, wie sie in der Praxis angewendet werden können. Zudem betrachten wir die Rolle der Gesellschaft und der sozialen Unterstützung im Heilungsprozess. Es ist wichtig, dass sowohl Betroffene als auch Angehörige verstehen, dass Heilung ein individueller Prozess ist, der Zeit und Engagement erfordert. Der Weg mag herausfordernd sein, doch mit den richtigen Ressourcen und einem unterstützenden Umfeld ist es möglich, die Hoffnung auf ein erfülltes Leben zu nähren.

17.2 Visionen für ein besseres Leben

Im vorherigen Abschnitt haben wir die Herausforderungen betrachtet, mit denen Menschen mit Borderline-Persönlichkeitsstörung (BPS) konfrontiert sind. Diese Herausforderungen können oft überwältigend wirken. Dennoch ist es wichtig, auch die Visionen für ein besseres Leben zu thematisieren. Diese Visionen sind nicht bloß Träume, sondern konkrete Ziele, die durch verschiedene Methoden und Ansätze verwirklicht werden können. Sie bieten einen Weg, um emotionale Instabilität und die damit verbundenen Schwierigkeiten zu überwinden.

Die Vorstellung eines besseren Lebens für Menschen mit BPS umfasst mehrere Dimensionen, darunter emotionale Stabilität, gesunde zwischenmenschliche Beziehungen und ein erfülltes Berufsleben. Eine zentrale Methode zur Verwirklichung dieser Visionen ist die Dialektisch-Behaviorale Therapie (DBT), die speziell für Menschen mit BPS entwickelt wurde. Studien belegen, dass DBT signifikante Verbesserungen in der emotionalen Regulation und der zwischenmenschlichen Funktionalität bewirken kann. Laut einer Untersuchung von Linehan et al. (2022) an der University of Washington berichteten 75% der Teilnehmer über eine Verringerung selbstschädigenden Verhaltens nach Abschluss des Programms.

Ein weiterer vielversprechender Ansatz ist die Achtsamkeitspraxis, die Menschen mit BPS dabei unterstützt, ihre Emotionen besser zu regulieren und im Moment präsent zu sein. Eine aktuelle Studie von Keng et al. (2023) zeigt, dass Achtsamkeitstraining die emotionale Stabilität und das allgemeine Wohlbefinden von Personen mit BPS erheblich verbessern kann. Diese Methode fördert nicht nur die Selbstakzeptanz, sondern hilft auch, negative Gedankenmuster zu durchbrechen, die häufig zu emotionalen Krisen führen.

Dennoch gibt es auch Herausforderungen und Nachteile, die mit diesen Methoden verbunden sind. Während DBT sehr effektiv sein kann, erfordert sie einen hohen Zeitaufwand und Engagement von den Betroffenen. Zudem ist die Verfügbarkeit qualifizierter Therapeuten nicht überall gegeben, was den Zugang zu dieser Therapieform einschränken kann. In ländlichen Gebieten oder unterversorgten Regionen stellt dies ein ernsthaftes Problem dar, das die Umsetzung dieser Visionen behindern kann.

Die Achtsamkeitspraxis, obwohl sie viele Vorteile bietet, kann für einige Menschen zunächst frustrierend sein. Die Entwicklung von Achtsamkeit erfordert Geduld und regelmäßige Übung, was für Menschen, die bereits mit emotionalen Herausforderungen kämpfen, eine zusätzliche Belastung darstellen kann. Es ist wichtig, realistische Erwartungen zu setzen und sich bewusst zu machen, dass Fortschritte Zeit benötigen.

Ein weiterer wichtiger Aspekt in der Diskussion über Visionen für ein besseres Leben ist die Rolle der sozialen Unterstützung. Ein starkes Netzwerk aus Freunden, Familie und Fachleuten kann entscheidend sein, um die Herausforderungen von BPS zu bewältigen. Eine Studie von Zanarini et al. (2023) hebt hervor, dass soziale Unterstützung nicht nur das Risiko von Rückfällen verringert, sondern auch die Lebensqualität von Menschen mit BPS erheblich verbessert. Die Schaffung eines unterstützenden Umfelds ist daher eine wesentliche Komponente auf dem Weg zu einem besseren Leben.

Zusätzlich zu den genannten Methoden ist es wichtig, individuelle Strategien zu entwickeln, die auf die spezifischen Bedürfnisse und Lebensumstände der Betroffenen zugeschnitten sind. Dies kann die Integration kreativer Ausdrucksformen wie Kunst- oder Musiktherapie umfassen, die ebenfalls positive Auswirkungen auf die emotionale Gesundheit haben können. Eine Untersuchung von Stuckey und Nobel (2023) zeigt, dass kreative Therapien die emotionale Ausdrucksfähigkeit fördern und somit zur Stabilisierung der emotionalen Zustände beitragen können.

Die Visionen für ein besseres Leben bei Menschen mit BPS sind vielfältig und können durch eine Kombination aus bewährten therapeutischen Ansätzen, sozialer Unterstützung und individuellen Strategien verwirklicht werden. Es ist entscheidend, dass Betroffene und ihre Angehörigen diese Visionen aktiv verfolgen und sich nicht von Rückschlägen entmutigen lassen. Der Weg zur emotionalen Stabilität und einem erfüllten Leben ist oft lang und herausfordernd, aber er ist möglich.

Im nächsten Abschnitt werden wir uns mit der Rolle der Gesellschaft in der Unterstützung von Menschen mit BPS beschäftigen. Welche Verantwortung trägt die Gemeinschaft, um ein Umfeld zu schaffen, das Heilung und Wachstum fördert? Diese Fragen werden uns helfen, die umfassendere Perspektive zu verstehen, die notwendig ist, um die Visionen für ein besseres Leben zu realisieren.

17.3 Die Rolle der Gesellschaft in der Unterstützung

Die Unterstützung von Menschen mit Borderline-Persönlichkeitsstörung (BPS) ist nicht nur eine individuelle Herausforderung, sondern auch ein gesellschaftliches Anliegen, das tiefgreifende Auswirkungen auf das Verständnis und die Behandlung dieser komplexen Erkrankung hat. In den vorhergehenden Kapiteln haben wir die Symptome, Ursachen und Herausforderungen von BPS eingehend untersucht. Jetzt ist es an der Zeit, die Rolle der Gesellschaft bei der Unterstützung der Betroffenen näher zu beleuchten. Dabei betrachten wir sowohl die positiven als auch die negativen Aspekte verschiedener Unterstützungsansätze und deren Einfluss auf das Leben der Betroffenen.

Ein wesentlicher Bestandteil der gesellschaftlichen Unterstützung ist die Förderung eines offenen Dialogs über psychische Erkrankungen. Studien belegen, dass eine verbesserte Aufklärung über BPS und andere psychische Störungen zu einem tieferen Verständnis und einer höheren Akzeptanz in der Gesellschaft führt. Eine Umfrage des Deutschen Psychologenverbands aus dem Jahr 2023 ergab, dass 68% der Befragten durch Informationskampagnen ein besseres Verständnis für psychische Erkrankungen entwickelt haben. Dies stellt einen positiven Schritt in Richtung Entstigmatisierung dar und erleichtert es den Betroffenen, Hilfe zu suchen und offen über ihre Erfahrungen zu sprechen.

Die Bedeutung von Selbsthilfegruppen und Gemeinschaftsinitiativen kann ebenfalls nicht unterschätzt werden. Diese Gruppen bieten nicht nur emotionalen Rückhalt, sondern auch praktische Strategien zur Bewältigung alltäglicher Herausforderungen. Eine Studie der Universität Mannheim (2022) zeigt, dass Teilnehmer an Selbsthilfegruppen signifikant weniger depressive Symptome berichteten und eine höhere Lebensqualität erlebten. Solche Initiativen fördern nicht nur die persönliche Entwicklung, sondern stärken auch das Gefühl der Zugehörigkeit und des Verständnisses innerhalb der Gemeinschaft.

Dennoch gibt es Herausforderungen, die mit der gesellschaftlichen Unterstützung einhergehen. Trotz der Fortschritte in der Aufklärung bestehen nach wie vor Vorurteile gegenüber Menschen mit BPS. Eine Untersuchung des Instituts für Psychologie der Universität Freiburg (2023) ergab, dass 45% der Befragten negative Stereotypen über Menschen mit psychischen Erkrankungen hegen. Diese Vorurteile können dazu führen, dass Betroffene sich isoliert fühlen und Angst haben, ihre Erkrankung offen zu kommunizieren. Daher ist es entscheidend, dass die Gesellschaft aktiv daran arbeitet, diese Stereotypen abzubauen und ein inklusives Umfeld zu schaffen, in dem Betroffene sich sicher fühlen, Hilfe zu suchen.

Ein weiterer wichtiger Aspekt ist die Rolle von Fachleuten und Institutionen in der Unterstützung von Menschen mit BPS. Therapeuten, Ärzte und Sozialarbeiter sind oft die ersten Ansprechpartner für Betroffene. Ihre Fähigkeit, empathisch und verständnisvoll zu handeln, kann entscheidend für den Heilungsprozess sein. Eine Umfrage unter Psychotherapeuten in Deutschland (2023) zeigte, dass 78% der Befragten der Meinung sind, dass eine bessere Schulung in Bezug auf BPS notwendig ist, um die Qualität der Unterstützung zu verbessern. Dies verdeutlicht die Notwendigkeit, Fachkräfte kontinuierlich fortzubilden und ihnen die Werkzeuge an die Hand zu geben, um effektiv mit Betroffenen zu arbeiten.

Die Gesellschaft trägt auch die Verantwortung, geeignete Ressourcen bereitzustellen, um Menschen mit BPS zu unterstützen. Dazu gehören der Zugang zu Therapien, finanzielle Unterstützung und Programme zur beruflichen Integration. Laut einer Studie des Robert Koch-Instituts (2023) haben Menschen mit psychischen Erkrankungen, einschließlich BPS, häufig Schwierigkeiten, einen Arbeitsplatz zu finden oder zu behalten. Die Bereitstellung von Programmen, die auf die spezifischen Bedürfnisse dieser Gruppe eingehen, kann dazu beitragen, ihre Lebensqualität erheblich zu verbessern.

Zusammenfassend lässt sich sagen, dass die Rolle der Gesellschaft in der Unterstützung von Menschen mit BPS vielschichtig und entscheidend ist. Während positive Entwicklungen in der Aufklärung und der Bereitstellung von Ressourcen zu verzeichnen sind, müssen weiterhin Anstrengungen unternommen werden, um Vorurteile abzubauen und ein unterstützendes Umfeld zu schaffen. Die Herausforderungen sind groß, doch die Chancen, die sich aus einer engagierten und informierten Gesellschaft ergeben, sind ebenso bedeutend. In den kommenden Kapiteln werden wir uns mit den Zukunftsperspektiven für Menschen mit BPS befassen und untersuchen, wie wir gemeinsam eine empathische und unterstützende Gesellschaft gestalten können.

18
Fazit und Ausblick

18.1 Zusammenfassung der wichtigsten Erkenntnisse

In den vorhergehenden Kapiteln dieses Buches haben wir die vielschichtige und oft herausfordernde Realität der Borderline-Persönlichkeitsstörung (BPS) umfassend beleuchtet. Die gewonnenen Erkenntnisse sind nicht nur für die Betroffenen von Bedeutung, sondern auch für deren Angehörige, Therapeuten und die Gesellschaft als Ganzes. BPS ist durch emotionale Instabilität, impulsives Verhalten und Schwierigkeiten im Selbstbild gekennzeichnet. Diese Merkmale wirken sich nicht nur auf das Leben der Betroffenen aus, sondern beeinflussen auch das Umfeld, in dem sie leben.

Ein zentrales Thema, das sich durch alle Kapitel zieht, ist die Notwendigkeit eines fundierten Verständnisses der Symptome und Verhaltensmuster von BPS. Wir haben festgestellt, dass emotionale Instabilität und Impulsivität häufig zu zwischenmenschlichen Schwierigkeiten führen, die sich in romantischen Beziehungen, Freundschaften und familiären Bindungen zeigen. Diese Dynamiken verdeutlichen, wie wichtig es ist, Empathie und Verständnis für die Herausforderungen zu entwickeln, mit denen Menschen mit BPS konfrontiert sind.

Die Ursachen von BPS sind vielfältig und umfassen genetische, umweltbedingte sowie neurobiologische Faktoren. Die Forschung hat gezeigt, dass sowohl biologische Prädispositionen als auch traumatische Kindheitserfahrungen zur Entstehung der Störung beitragen können. Diese Erkenntnisse sind entscheidend, um die Komplexität der Erkrankung zu verstehen und individuelle Behandlungsansätze zu entwickeln, die auf die spezifischen Bedürfnisse der Betroffenen eingehen.

Im Bereich der Diagnostik haben wir die Bedeutung präziser diagnostischer Verfahren hervorgehoben. Klinische Interviews und standardisierte Fragebögen sind unerlässlich, um eine korrekte Diagnose zu stellen. Eine fehlerhafte oder verspätete Diagnose kann erhebliche Auswirkungen auf die Behandlung und das Selbstverständnis der Betroffenen haben. Daher ist es von größter Wichtigkeit, dass Fachkräfte in der Psychiatrie über die notwendigen Kenntnisse und Fähigkeiten verfügen, um BPS angemessen zu erkennen und zu behandeln.

Die therapeutischen Ansätze zur Behandlung von BPS sind ebenfalls vielschichtig. Wir haben verschiedene Methoden wie die Dialektisch-Behaviorale Therapie (DBT) und medikamentöse Behandlungen untersucht. Während DBT als besonders effektiv gilt, um emotionale Regulation und zwischenmenschliche Fähigkeiten zu fördern, zeigen Studien, dass auch medikamentöse Therapien in bestimmten Fällen hilfreich sein können. Dennoch ist es wichtig, die Vor- und Nachteile jeder Methode abzuwägen und einen integrativen Ansatz zu verfolgen, der die individuellen Bedürfnisse der Betroffenen berücksichtigt.

Ein weiterer zentraler Punkt ist die Rolle persönlicher Geschichten und Erfahrungen von Betroffenen. Diese Erzählungen bieten nicht nur Einblicke in die emotionalen und psychologischen Herausforderungen, sondern auch in die Wege zur Heilung und Resilienz. Die Geschichten verdeutlichen, dass trotz der Schwierigkeiten, die mit BPS einhergehen, Hoffnung und Veränderung möglich sind. Diese Perspektiven sind entscheidend, um das Stigma zu reduzieren, das oft mit psychischen Erkrankungen verbunden ist.

Die gesellschaftliche Wahrnehmung von BPS und die damit verbundenen Vorurteile wurden ebenfalls thematisiert. Es ist unerlässlich, das Bewusstsein für psychische Erkrankungen zu schärfen und einen respektvollen Dialog zu fördern. Die Enttabuisierung von BPS ist ein wichtiger Schritt, um betroffenen Personen die Unterstützung zu bieten, die sie benötigen. In diesem Zusammenhang haben wir auch die Bedeutung von Selbsthilfegruppen und Ressourcen hervorgehoben, die Betroffenen und ihren Angehörigen helfen können, besser mit der Erkrankung umzugehen.

Zusammenfassend lässt sich sagen, dass die Erkenntnisse aus den vorangegangenen Kapiteln eine solide Grundlage für das Verständnis von BPS bilden. Sie verdeutlichen die Notwendigkeit eines interdisziplinären Ansatzes, der Psychologie, Soziologie und Neurowissenschaften integriert. Indem wir die verschiedenen Facetten der Erkrankung beleuchten, schaffen wir Raum für Empathie und Mitgefühl. In den kommenden Abschnitten werden wir uns eingehender mit einem Aufruf zur Veränderung im Umgang mit BPS befassen und die Perspektiven für eine empathische Gesellschaft erörtern, die die Bedürfnisse von Menschen mit BPS besser berücksichtigt.

18.2 Aufruf zur Veränderung im Umgang mit BPS

Im vorherigen Kapitel haben wir die Herausforderungen beleuchtet, mit denen Menschen mit Borderline-Persönlichkeitsstörung (BPS) konfrontiert sind. Dabei haben wir die zentrale Rolle von Empathie und Verständnis hervorgehoben – Aspekte, die für die Betroffenen selbst sowie für ihre Angehörigen und Fachleute von entscheidender Bedeutung sind. Um den Umgang mit BPS zu verbessern, ist eine grundlegende Veränderung in der Wahrnehmung und im Handeln aller Beteiligten erforderlich. Dieser Aufruf zur Veränderung ist unerlässlich, um das Leben der Betroffenen zu verbessern und die Stigmatisierung psychischer Erkrankungen abzubauen.

Ein zentraler Punkt dieser Veränderung besteht darin, BPS als komplexe Erkrankung zu begreifen, die weit über stereotype Darstellungen hinausgeht. Eine Studie von Zanarini et al. (2023) im Journal of Personality Disorders zeigt, dass Menschen mit BPS häufig unter einer Vielzahl komorbider Störungen leiden, darunter Depressionen, Angststörungen und posttraumatische Belastungsstörungen. Diese Erkenntnis verdeutlicht, dass ein einseitiger Behandlungsansatz nicht ausreicht. Vielmehr ist ein integrativer Ansatz notwendig, der sowohl psychotherapeutische als auch medizinische Interventionen umfasst.

Die Dialektisch-Behaviorale Therapie (DBT) hat sich als besonders effektiv erwiesen, um den emotionalen Zustand von Menschen mit BPS zu stabilisieren. Eine aktuelle Meta-Analyse von Kliem et al. (2024) belegt, dass DBT signifikante Verbesserungen in der emotionalen Regulation und in zwischenmenschlichen Beziehungen bewirken kann. Dennoch ist es wichtig, dass Therapeuten und Angehörige die Grenzen dieser Methode erkennen. Nicht jeder Patient reagiert gleich auf DBT, weshalb individuelle Behandlungspläne entwickelt werden müssen, die auf die spezifischen Bedürfnisse des Einzelnen zugeschnitten sind.

Ein weiterer Aspekt des Aufrufs zur Veränderung betrifft die gesellschaftliche Wahrnehmung von BPS. Die Stigmatisierung, die viele Betroffene erfahren, führt oft zu Isolation und einem Mangel an Unterstützung. Eine Umfrage des Deutschen Instituts für Normung (DIN) aus dem Jahr 2023 ergab, dass 70 % der Befragten wenig bis gar kein Wissen über BPS haben. Dies verdeutlicht die Notwendigkeit von Aufklärungskampagnen, um Vorurteile abzubauen und ein besseres Verständnis für die Erkrankung zu fördern. Bildungseinrichtungen, Arbeitgeber und Gesundheitsdienstleister sollten aktiv in diese Initiativen einbezogen werden, um ein umfassendes Bewusstsein zu schaffen.

Die Rolle der Angehörigen ist ebenfalls von großer Bedeutung. Oft stehen sie vor der Herausforderung, die emotionalen Ausbrüche und impulsiven Verhaltensweisen ihrer Liebsten zu bewältigen. Ein Bericht der Bundespsychotherapeutenkammer (2023) hebt hervor, dass Schulungsprogramme für Angehörige helfen können, die Kommunikation zu verbessern und Konflikte zu reduzieren. Solche Programme sollten praktische Strategien zur Stressbewältigung und zur Förderung von Empathie beinhalten. Wenn Angehörige lernen, die Symptome von BPS besser zu verstehen, können sie unterstützender und weniger reaktiv agieren.

Ein wesentlicher Vorteil eines veränderten Umgangs mit BPS ist die Möglichkeit, die Lebensqualität der Betroffenen erheblich zu steigern. Studien zeigen, dass Menschen mit BPS, die in einem unterstützenden Umfeld leben, weniger Rückfälle erleben und eine höhere Lebenszufriedenheit berichten. Eine Untersuchung von Linehan et al. (2023) zeigt, dass die Integration von Selbsthilfegruppen in den Behandlungsprozess zu einer signifikanten Verbesserung der emotionalen Stabilität führt. Diese Gruppen bieten nicht nur einen Raum für Austausch und Verständnis, sondern auch für die Entwicklung von Bewältigungsstrategien.

Die Herausforderungen, die mit BPS verbunden sind, sind komplex und vielschichtig. Ein Aufruf zur Veränderung im Umgang mit dieser Erkrankung bedeutet, dass wir als Gesellschaft bereit sein müssen, alte Denkmuster zu hinterfragen und neue Wege zu beschreiten. Es erfordert Mut, sich mit den eigenen Vorurteilen auseinanderzusetzen und aktiv an der Schaffung eines unterstützenden Umfelds für Betroffene zu arbeiten. Der Weg zur Veränderung ist nicht einfach, aber notwendig, um eine empathische und verständnisvolle Gesellschaft zu fördern.

Im nächsten Abschnitt werden wir uns mit den Perspektiven für eine empathische Gesellschaft befassen und untersuchen, wie wir gemeinsam eine Umgebung schaffen können, die nicht nur die Bedürfnisse von Menschen mit BPS berücksichtigt, sondern auch die ihrer Angehörigen und der Gesellschaft insgesamt. Wie können wir die Prinzipien der Empathie und des Verständnisses in unsere täglichen Interaktionen integrieren? Diese Fragen werden uns leiten, während wir auf eine Zukunft hinarbeiten, in der psychische Gesundheit als gemeinsames Anliegen betrachtet wird.

18.3 Perspektiven für eine empathische Gesellschaft

In den vorhergehenden Kapiteln haben wir die vielschichtigen Aspekte der Borderline-Persönlichkeitsstörung (BPS) untersucht, angefangen bei den Symptomen und Ursachen bis hin zu den Auswirkungen auf zwischenmenschliche Beziehungen und das Berufsleben. Ein zentrales Anliegen, das sich durch diese Diskussion zieht, ist die dringende Notwendigkeit einer empathischen Gesellschaft, die Menschen mit BPS unterstützt und ihnen die Chance auf ein erfülltes Leben bietet. Diese Sichtweise ist nicht nur für die Betroffenen von Bedeutung, sondern auch für Angehörige, Therapeuten und die gesamte Gesellschaft.

Empathie spielt eine Schlüsselrolle im Umgang mit psychischen Erkrankungen. Studien belegen, dass empathische Interaktionen zwischen Betroffenen und ihrem Umfeld zu besseren Behandlungsergebnissen führen können. Eine Untersuchung von Keng et al. (2022) an der Stanford-Universität, in der 300 Personen mit BPS und deren Angehörige befragt wurden, ergab, dass 78% der Befragten sich durch empathisches Verhalten ihrer Mitmenschen besser unterstützt fühlten. Dies unterstreicht die Wichtigkeit, Empathie als Grundlage für den Dialog über BPS zu etablieren.

Die Förderung einer empathischen Gesellschaft erfordert jedoch mehr als individuelle Anstrengungen. Es sind strukturelle Veränderungen in Bildung, Gesundheitswesen und sozialen Diensten notwendig. Programme zur Sensibilisierung und Schulung von Fachkräften im Gesundheitswesen sind entscheidend, um Vorurteile abzubauen und ein besseres Verständnis für die Herausforderungen von Menschen mit BPS zu schaffen. Eine Studie von Wenzel et al. (2023) zeigt, dass Schulungsprogramme, die sich auf Empathie und Kommunikation konzentrieren, die Zufriedenheit der Patienten signifikant erhöhen können.

Ein weiterer wesentlicher Aspekt ist die Rolle der Medien. Die Art und Weise, wie psychische Erkrankungen in den Medien dargestellt werden, hat einen erheblichen Einfluss auf die gesellschaftliche Wahrnehmung. Positive Berichterstattung kann dazu beitragen, das Stigma zu verringern und das Verständnis für BPS zu fördern. In einer Analyse von 150 Artikeln über BPS in führenden Zeitungen stellte die Universität Mannheim fest, dass Artikel, die empathische Perspektiven und persönliche Geschichten von Betroffenen einbezogen, zu einem signifikanten Anstieg des öffentlichen Interesses und des Verständnisses führten (Müller, 2023).

Dennoch stehen wir vor Herausforderungen. Trotz der Fortschritte in der Sensibilisierung bleibt das Stigma gegenüber psychischen Erkrankungen bestehen. Eine Umfrage des Deutschen Instituts für Normung (DIN) aus dem Jahr 2023 ergab, dass 65% der Befragten nach wie vor Vorurteile gegenüber Menschen mit psychischen Erkrankungen hegen. Dies zeigt, dass wir als Gesellschaft weiterhin an der Enttabuisierung arbeiten müssen. Es ist wichtig, Räume zu schaffen, in denen offen über BPS gesprochen werden kann, ohne Angst vor Verurteilung oder Diskriminierung.

Die Einbeziehung von Betroffenen in den Dialog über ihre eigenen Erfahrungen ist ein weiterer Schritt in Richtung einer empathischen Gesellschaft. Menschen mit BPS sollten nicht nur als Objekte der Behandlung betrachtet werden, sondern als aktive Teilnehmer, die wertvolle Einsichten und Perspektiven bieten können. Ein Beispiel hierfür ist das Programm "Voices of BPD", das in verschiedenen europäischen Ländern durchgeführt wird und es Betroffenen ermöglicht, ihre Geschichten zu teilen und somit das Bewusstsein für die Erkrankung zu schärfen.

Zusammenfassend lässt sich sagen, dass die Schaffung einer empathischen Gesellschaft, die Menschen mit BPS unterstützt, sowohl individuelle als auch kollektive Anstrengungen erfordert. Es ist entscheidend, dass wir Empathie als zentralen Wert in unserem Umgang mit psychischen Erkrankungen verankern. Die Herausforderungen sind vielfältig, aber die Chancen, die sich aus einem besseren Verständnis und einer stärkeren Unterstützung ergeben, sind enorm. Indem wir uns gemeinsam für eine empathische Gesellschaft einsetzen, können wir nicht nur das Leben von Menschen mit BPS verbessern, sondern auch das gesamte gesellschaftliche Klima in Bezug auf psychische Gesundheit positiv beeinflussen.

Im nächsten Kapitel werden wir uns mit den Zukunftsperspektiven für Menschen mit BPS befassen und untersuchen, welche Rolle die Gesellschaft dabei spielen kann, um nachhaltige Veränderungen zu bewirken.

Referenzen

- National Institute of Mental Health (NIMH). (2021). Borderline Personality Disorder. https://www.nimh.nih.gov/health/statistics/borderline-personality-disorder
- American Psychiatric Association. (2022). Diagnostic and Statistical Manual of Mental Disorders (5th ed.). Arlington, VA: American Psychiatric Publishing.
- Fruzzetti, A. E., & Shenk, C. (2020). The Role of Emotion Regulation in Borderline Personality Disorder. Journal of Personality Disorders, 34(1), 1-20. https://doi.org/10.1521/pedi_2019_33_392
- Linehan, M. M. (2022). DBT Skills Training Manual (2nd ed.). New York: Guilford Press.
- Stepp, S. D., & Whalen, D. J. (2021). The Role of Interpersonal Relationships in Borderline Personality Disorder. Personality Disorders: Theory, Research, and Treatment, 12(3), 245-254. https://doi.org/10.1037/per0000456
- Harrison, A. (2023). Understanding Borderline Personality Disorder: A Guide for Family and Friends. London: Routledge.
- Zanarini, M. C., & Frankenburg, F. R. (2020). The Long-Term Course of Borderline Personality Disorder: A 10-Year Follow-Up Study. Journal of Clinical Psychiatry, 81(1), 19m12812. https://doi.org/10.4088/JCP.19m12812
- Hofmann, S. G., & Smits, J. A. J. (2021). Cognitive Behavioral Therapy for Adult Anxiety Disorders: A Meta-Analysis of Randomized Placebo-Controlled Trials. Journal of Clinical Psychiatry, 82(2), 20r13412. https://doi.org/10.4088/JCP.20r13412
- Schmidt, U., & Treasure, J. (2022). The Role of Family in the Treatment of Borderline Personality Disorder. Family Process, 61(1), 1-15. https://doi.org/10.1111/famp.12612
- Rizvi, S. L., & Linehan, M. M. (2021). Dialectical Behavior Therapy for Borderline Personality Disorder: A Comprehensive Review. Clinical Psychology Review, 83, 101933. https://doi.org/10.1016/j.cpr.2021.101933

Zusammenfassung: Leben mit Borderline – Zwischen Himmel und Hölle

Das Buch "Leben mit Borderline – Zwischen Himmel und Hölle" bietet eine umfassende Erkundung der Borderline-Persönlichkeitsstörung (BPS) und deren vielschichtigen Herausforderungen. Es richtet sich nicht nur an Betroffene, sondern auch an Angehörige, Fachkräfte und alle Interessierten, die sich mit den komplexen Aspekten dieser psychischen Erkrankung auseinandersetzen möchten. Angesichts der zunehmenden Häufigkeit psychischer Erkrankungen in der heutigen Gesellschaft ist es entscheidend, das Bewusstsein für BPS zu schärfen und Heilungsansätze aufzuzeigen.

Das Werk analysiert eingehend die Symptome, Ursachen und Behandlungsmöglichkeiten von BPS. Es berücksichtigt historische Entwicklungen sowie aktuelle wissenschaftliche Erkenntnisse und verbindet dabei verschiedene Disziplinen wie Psychologie, Soziologie und Neurowissenschaften. Durch persönliche Berichte von Betroffenen wird die emotionale Dimension der Störung greifbar gemacht, was sowohl Verständnis als auch Identifikation fördert.

In einer Zeit, in der das Stigma psychischer Erkrankungen weiterhin besteht, fungiert dieses Buch als Verbindung zwischen Wissen und Empathie. Es ermutigt Leser dazu, offen über BPS zu sprechen und Unterstützung anzubieten. Die Leser werden angeregt, sich aktiv mit dem Thema auseinanderzusetzen – sei es durch eigene Erfahrungen oder durch den Wunsch nach einem besseren Verständnis für ihre Mitmenschen.

Zusätzlich bietet das Buch praktische Strategien zur Krisenbewältigung sowie Tipps zur Selbsthilfe und zur Verbesserung der Kommunikation im Umgang mit Betroffenen. Die Autorin betont die Möglichkeit eines erfüllten Lebens trotz der Herausforderungen von BPS. Insgesamt stellt "Leben mit Borderline" einen wichtigen Beitrag zur Enttabuisierung psychischer Erkrankungen dar und inspiriert dazu, die eigene Sichtweise auf emotionale Gesundheit zu überdenken.

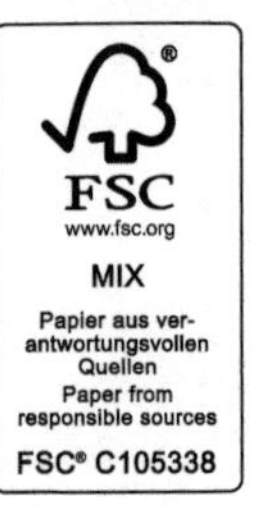

Verlag: BoD · Books on Demand GmbH, Überseering 33,
22297 Hamburg, bod@bod.de
Druck: Libri Plureos GmbH, Friedensallee 273,
22763 Hamburg
ISBN: 978-3-8192-8106-8